命根子终极解密

许耕榕◎著

河南科学技术出版社
·郑州·

著作权合同登记号：图字16-2012-156

图书在版编目(CIP)数据

命根子终极解密/许耕榕著．—郑州：河南科学技术出版社，2013.6

ISBN 978-7-5349-5708-6

Ⅰ．①命… Ⅱ．①许… Ⅲ．①阴茎疾病-治疗 Ⅳ．①R697.05

中国版本图书馆CIP数据核字(2013)第032771号

出版发行：河南科学技术出版社

地址：郑州市经五路66号　　邮编：450002

电话：(0371) 65788613　　65788639

网址：www.hnstp.cn

策划编辑：邓　为

责任编辑：邓　为

责任校对：耿宝文

封面设计：张　伟

版式设计：苏　真

责任印制：朱　飞

印　　刷：河南省瑞光印务股份有限公司

经　　销：全国新华书店

幅面尺寸：170 mm×240 mm　　印张：14.75　　字数：150千字

版　　次：2013年6月第1版　　2013年6月第1次印刷

定　　价：39.00元

推荐序1

吕福泰 科学荣誉博士

美国外科学院院士

美国加州大学旧金山分校泌尿部教授暨副主任

伊弥尔唐纳国捐赠临床泌尿学研究主席

1991年至1992年，许耕榕医师是美国加州大学旧金山分校泌尿部神经学实验室众多研究员之一。当时的成员均有其政府研究计划、非营利单位或基金会的资助；被研究迷了心窍的他，未得任何补助便毅然奔向我们的实验室。因生活所需，他每周打工一日，周末才回洛杉矶探望妻小。

阴茎白膜与神经血管丛对勃起过程与勃起功能障碍异常重要，当时我们研究室的主要兴趣是厘清两者的角色。许医师夜以继日地解剖人体“命根子”的显微构造、测量各结构的强度及其与功能的相关性。他将实验成果整理成三篇论文，分别参与1992年“国际阳痿研究医学会”世界大会的三项论文竞赛。

就在颁奖大会的前夕，我接到丹麦籍的会长戈尔牧·华格纳的紧急咨询电话，他先恭喜我的研究员许医师囊括三项论文首奖，但他也郑重致歉无法将三奖颁给同一人。此无典载的故事足可证明，在阳痿研究领域，许医师的研究成果是何等重要。

历年来，许医师将其研究成果应用到临床上，在诸多障碍与失败过程中，他持续学习、改良甚或发明多种方法，提升许多人的生命质量，而且受到很多受惠者的激赏。

过去30年，不论内外科医学，新技术、医学设计、巧夺天工的小器械，均如雨后春笋般大爆发，每个领域都有空前的机会。希望本书的问世，得以激发年轻的研究员与泌尿科医师们展开学习、改良，甚或发明之旅。

Preface

Tom F. Lue, MD, ScD (Hon), FACS
Professor and Vice Chair of Urology
Emil Tanagho Endowed Chair in Clinical Urology
University of California, San Francisco

Dr. Geng-Long Hsu was one of the research fellows in the urology laboratory, at University of California, San Francisco from 1991-1992. All the research fellows at that time were supported by funding from the government agency, non-profit. organizations or foundations. Dr. Hsu was so determined to pursue a research career that he came to the laboratory without any external support. To save money, he would work everyday for a month and then took a weekend off to LA to see his wife and children.

The main interest of the laboratory at that time was to investigate the role of the tunica albuginea and the neurovascular bundles in penile erection and erectile dysfunction. Dr. Hsu spent days and nights dissecting the micro-structure of the cadaveric penis, measured its breaking strength and formulate a working hypothesis of the function of each structure. He summarized his hard work into 3 separate manuscripts and submitted them to 3 separate categories of essay contest at the 1992 International Society of Impotence Research meeting.

Just prior to the meeting, I received a call from the president of the society, professor Gorm Wagner of Denmark for an emergency consultation. He congratulated me that my fellow Dr. Hsu's paper won the first prize in all 3 categories but apologized that he could not give all three prizes to a single person. This untold story is a testament to the importance of Dr. Hsu's work in the field of impotence research.

In the ensuing years, Dr. Hsu continued his quest to apply his research to clinical applications. Amidst many obstacles and frequent failures, he continued to learn, improve and invent. He has improved many people's quality of life and is admired by many who have benefited from his care.

The past 3 decades have seen an explosion of new technologies, devices, gadgets and application of state-of-the-art tools to medicine and surgery. There are unprecedented opportunities in every field. I hope this book will stimulate young generations of researches and urologists to continue to learn, improve and invent.

推荐序2

艾恩宏 博士

美国蒙大拿州荣誉州务卿

奥地利联邦总统汉尼兹费雪尔博士颁发的“奥地利共和国伟大贡献荣誉勋章”得奖者

许耕榕教授的成就充满传奇！受惠举世独特的外科疗法而“雄风再现”者遍及世界各国，包括澳大利亚、比利时、加拿大、中国、英国、法国、希腊、印度尼西亚、韩国、马来西亚、挪威、菲律宾、瑞典、泰国、美国及中国台湾等国家和地区的病人，络绎于途，无不视他为天使。更有来自澳大利亚、加拿大、希腊、韩国、瑞典、泰国、美国及中国台湾等国家和地区的泌尿科医师或外科医生，陪同病人到中国台湾观摩或求教，目睹手术过程，蔚为奇观，而自叹弗如。2009年，雅典的泌尿科医师更陪同病人到台湾取经，亲自参与远超越现有外科技术的绝活。

众多尝试各种医学治疗法罔效的阳痿或阴茎畸形的病人，许教授均能以天赋超群的技艺，巧妙恢复无数家庭的“性”福及衍生而来的幸福，让他成为这个领域的杰出先锋。

自许教授任职基督复临安息日会台安医院的泌尿科创科主任开始，我们相识已逾25年。我担任许教授的论文主编多年，为他处理一系列男性“命根子”的解剖学、勃起流体动力学及其临床应用医学相关革新论文，现在又为本书作序，深感荣幸。

Preface

Dr. E. F. Einhorn
Honorary Secretary of State of the State of Montana, USA
Recipient of the "Grand Decoration of Honour for Services Rendered to the Republic of Austria" from the Austrian Federal President Dr. Heinz Fischer

The accomplishments of Professor Hsu, Geng-Long are legendary. The many men on whom Professor Hsu operated, whose potency he restored, from Australia, Belgium, Canada, China, England, France, Greece, Indonesia, Korea, Malaysia, Norway, Philippines, Sweden, China Taiwan, Thailand and the United States, consider him to be an angel. Urologists and surgeons have come from different parts of the world such as Australia, Canada, Greece, Korea, Sweden, China Taiwan, Thailand and the United States, even accompanying the would-be patients, to observe and witness the operations, "in a well-equipped laboratory, staffed by a team of professionals whose technical skills in micro-surgical practice far surpass the prerequisite."

Professor Hsu's ability to offer and provide solutions to all who "suffered from a form of erectile dysfunction that has proven unresponsive to conventional medical solutions" or "possess a morphologic abnormality in the penis" has made him a out-standing pioneer, has been a "godsend" to the stricken, and has restored happiness to so many families.

As one who has known Professor Hsu for over 25 years during which he was also Chief Urologist at the Taiwan Adventist Hospital, and who has served Professor Hsu as Editor-in-Chief to his publications for many years, dealing with innovative penile anatomy, erection hemodynamics and their clinical applications, I am proud to be able to write this Preface.

推荐序3

胡利曼·丹尼尔

美国大湖公司董事长

解决人类难题的新方法遭逢质疑是常见的，许耕榕教授经由研究，已突破男性勃起功能障碍的治疗。他以外科疗法治愈来自世界各地的不举者，诸如澳大利亚、比利时、加拿大、中国、英国、法国、希腊、印度尼西亚、韩国、马来西亚、挪威、菲律宾、瑞典、泰国、美国及中国台湾等国家和地区。

许教授在世界多国示范创新的性功能障碍外科疗法，已是泌尿学此道之首，以创新的方式治好以前认定的不治之疾，并能为人提供希望、提供与伴侣保持正常婚姻关系的可能性。

经其高效率的外科治疗后，数周见效。许教授不仅继续研究，而且努力将技术传授给其他泌尿科医师，只是期望为新生代医学生提供正确的教本。

他经由研究及继续追求医学教科书的正确解剖知识，对医学的贡献令人钦佩。

Preface

Daniel L Freeman
CEO Great Lakes Corp, USA

In a world that often doubts the possibility of new solutions to problematic human conditions, Professor Hsu, Geng-Long has provided through his research a breakthrough in surgical treatment of male erectile dysfunction. Professor Hsu has surgically treated men from all over the world including Australia, Belgium, Canada, China, England, France, Greece, Indonesia, Korea, Malaysia, Norway, Philippines, Sweden, China Taiwan, Thailand and the United States.

Professor Hsu has performed clinical demonstration throughout the world and is a leader in the field of Urology dealing with innovative surgical treatment that can provide fresh hope for patients suffering from ED that were previously considered untreatable. Provide hope and the possibility for normal marital relationships with their spouse.

The men that have received his highly effective procedure have seen the results within weeks of their operations. Professor Hsu continues his research and the transferring of skills to other Urologist's in the hope of providing a more standardized surgical treatment with the correct textbook information for the new medical students this field.

His contribution to the medical field through his research and continued pursuit of correct anatomical information for the textbooks in the field of medicine is most commendable.

推荐序4

谢政兴

慈济综合医院台北分院泌尿科主任

“舜何人也？予何人也？有为者亦若是。”有些人只需旁人鼓掌加油即可，不需要给予任何压力，他们就会不断自我要求、自我训练，精益求精是他们自我要求的目标，他们会把自己当作最大的竞争对手，不断地超越昨日的自我。我所认识的许耕榕医师就是这么一号人物。

与许医师相识缘于1999年在日本东京参加“第七届亚太阳痿研究医学会”双年会（7th Biennial Asia Pacific Society for Impotence Research, APSIR）。之前即听闻许医师在阴茎相关疾病的研究及手术治疗方面成果斐然，虽然他是我台大医学系前几届的学长，但总是缘悭一面；当时即趁此机会向其请益，他也不吝给予宝贵意见，并慨然允诺回台湾后可以去观摩他的相关手术、接受其指导，他不藏私的美德可见一斑。

许医师在许多方面都是我的良师益友，他许多的手术观念及想法，影响我甚深。他说：每个男人只有一支阴茎，与其他器官相比，体积不大，却是能屈能伸、十分突出的大丈夫，负责传宗接代，非常宝贵，千万不要拿来当手术练习用，即使如一般公认是小手术的包皮环切术，也要十分“尊敬”，不可心存轻忽，否则仍易有感染发炎、伤口愈合不良，甚至导致阳痿的憾事发生。

他常强调显微手术训练的重要性，所谓“能细就能粗，能粗不一定能细”，阴茎相关手术范围不大，手术要好又要快，更需精致的技巧，勿使用电烧止血，才可能达到预期效果。

在手术台上，他总是一板一眼，我总是战战兢兢，生怕一个无心的小动作，就影响手术进行或造成并发症。所幸这种敬谨的心态（怕挨骂？）现在也“遗传”到我的住院医师身上，这就是医学的传承；而他开启了这扇门，让阴茎相关的手术治疗更臻完美。

他的研究工作及学术论文发表，也为相关的阴茎手术治疗提供了坚实的理论基础。经由反复的阴茎解剖及临床摄影检查、扫描式与穿透式电子显微镜的辅助，他剖析阴茎细部的显微结构，并发现若干过去医学文献及解剖教科书上从未描述过的静脉，证实阴茎静脉众多且复杂，即使当今解剖或泌尿科学教科书上所描述的阴茎静脉系统亦不十分精确。

因此他先后于1992年及2010年的相关国际会议中，分别获得杰出论文奖第一名及第二名的肯定。这是源于他在所属的专业领域中，不断地精益求精、持之以恒，才能有此成就。曾有一位学长就其专注的执着程度，慨叹着跟他说：“人生不是只有那一支而已！”然而他不以为忤，仍快乐地醉心浸淫其中，这又是另一令人佩服之处。

性，一直是古老而神秘的话题，许多人对此有不当的幻想与期待；

许医师长久以来接触病人，感受十分深切。自古以来，凡是长形、会膨胀、具穿透力的物体，都可能被赋予男性性器官（小弟弟）的表征，例如石柱、加农炮等，常被用来比喻甚至当成崇拜的对象。

许多人恨铁不成钢，幻想着自己的小弟弟也能如此这般的伟大坚挺，于是求助许多方法，包括推拿、坐禅，甚至练折磨小弟弟的“九九神功”，在阴茎上吊挂重物，希望快点把小弟弟“拉拔长大”，有“冻久”的效果；但是常常适得其反，造成阴茎的伤害或断裂，以后可能产生阴茎硬块，引起阴茎弯曲，造成阳痿。事实上，长短、大小差一点点并不需在意，重要的是性功能要正常或至少堪用，正如汽车不只要能发动，还要能够上路，至于能跑多远，就看个人造化。

许多阳痿病人常想“吾望再举”，功能正常的也希望“登峰造极”，而冀望于万艾可，殊不知它是辅助勃起的角色，对“器质性”阳痿的病人有帮助、对心因性阳痿病人有增强信心的效果，但对一般正常人而言，并不会提高性能力。

治疗阳痿目前常用的方法有：口服药物、阴茎海绵体前列腺素注射法、尿道前列腺素灌注法、阴茎真空吸引器等，但都是治标而非治本的方法，且任一种方法都各有优缺点，并非每人都适合。但阴茎静脉截除手术则可适用于大多数病人，其原理是减少阴茎海绵体内的血液经由阴茎静脉流回体内，增加阴茎海绵体内的充血，收到勃起的效果。

如根据最新的阴茎静脉系统作为阴茎静脉截除手术的蓝本，在医学理论上，其术后勃起功能的改善程度应优于传统的手术方式，这在临床经验上也已获得印证，近期的追踪结果亦显示此一趋势。如果以上方法都失效或不适用，“无望再举”，仍可选择泌尿科医师手中的最后一张王牌——植入人工阴茎。

许医师将这些命根子的终极密码，深入浅出地编写成本书，糅合知识性及趣味性，让人悠游于亦庄亦谐的文字之间。不只是相关病症人士可从中获取所需的知识，一般读者也可汲取命根子的新知；本书更可作为性教育的参考用书，矫正许多偏见与错误观念。很荣幸能为许医师的大作写序，冀望此书的出版，可以让更多人了解许医师在此领域中努力不懈的过程、历次的突破与创新。

“舜何人也？予何人也？有为者亦若是。”这是许医师内在的自我惕励，也是我们后辈应追求的。趁此之便，告诉许医师：“仍有许多人真心为您鼓掌加油！”

推荐序5

温柏桦
童综合医院泌尿科主治医师

许耕榕老师是我父亲的朋友。

小时候，我非常爱玩，在“国二”升“国三”时，父亲要我去找那些在台大念书的叔叔，学习他们的念书方式。当时，正是许耕榕老师在台大医学系大四升大五的暑假。去台大宿舍时，惊觉他们怎么一天到晚都在念书，除了吃饭、睡觉会离开书桌，剩下的时间都很努力地背书。有时候读累了，就一面背书一面做俯卧撑。那时我口中的许叔叔正准备中医师特考，这是他繁忙的医学系课业外的自修部分。当他专注于一件事时，可说是心无旁骛。

从台大医学系毕业后，他投入男性阴茎的研究，至今已超过20年。他在台安医院担任泌尿科主任时，逢年过节请客吃饭都是他自掏腰包，在他领导下的泌尿科没有让厂商请吃饭这回事。

我记得刚和许耕榕老师学习治疗勃起功能障碍的静脉截除手术时，一切都是懵懵懂懂。后来慢慢才了解原来这个手术其实已经发展100多年了，中间曾有几段时期，大家风起云涌地推广，后来因为手术的长期效果不好，隔了一阵子就被当时的医师所抛弃。从1995年至2000年及以后，世界上多数的泌尿科医师做这类手术又遇到了关键的瓶颈！大部分的医师认为：我们为勃起功能障碍的病人截除阴茎静脉，在几年后，这些被截除的静脉仍会一条条地长回来！基于这样的理由，大部分的泌尿科医师，尤其是治疗勃起功能障碍的医师，就不再认为这项手术具有长远的价值了。

但我曾就此议题，寻找相关的文献。发现在人类身上不管任何部位，当静脉被截除后，要再长回完整的系统，几乎是不可能的。多半是片段地生长，而且是以“静脉窦”的模式长回来！更何况如果在手术中使用电烧，在组织血管恢复的过程里，它不会复原形成一个很完整原始的系统，只会以小部分夹杂纤维组织的状态再生长出来。所以基本上，阴茎静脉截除手术到最后之所以失败，绝对不是整个静脉系统重新长回来，而是在手术的时候没有完整截除，有残余的静脉！这与痔疮术后或各种静脉曲张术后会再复发的情形是一样的道理！

当然，多数的疾病都不是只用一种方法就可百分之百治好的。以阴茎静脉截除手术治疗勃起功能障碍为例，即使如许耕榕老师这样的“先觉”，有很高的成功率，但也不是每个病人都能从此完全治愈。在这种情形下，他就可能变成全球学界攻击的目标。所以近20年来，许耕榕老师一直被质疑所提出的数据是不是有问题。

还好“德不孤，必有邻”，而且病人的反应是最真实的！在许耕榕老师亲手治疗的数千个案例里，有台湾政界、商界大佬，甚至有在国外治疗失败后跑到台湾来寻求治疗的外国人，更是数不胜数。如果这些病人接受治疗后的效果很差，那么还会有几千个案例的产生吗？

德国吉森大学（Giessen University）只有临床126例的治疗病例，已是举世第二多，而且1996年就停止这项手术了。试想如果手术效果凄惨，术者如何安抚病人，医者基于自觉与自省，也会停手。如果没有病人良好的反应回馈，这条路是不可能像“约翰走路”一般，坚持而且持续地走下去的。其实，光看许耕榕老师在阴茎解剖学上的诸多革新，就足以让人相信他的说法与数据了。

在如此艰辛的岁月里，许耕榕老师也曾面临到很多瓶颈。早期的手术是根据国外的解剖学所绘制的构造图来为病人进行手术，后来他为一些成效不好的病人再做检查时，果然发现病人的阴茎又有完整的静脉系统出现。我相信绝大部分认真阅读文献并遵行不悖的医师会这样说：“你看，跟人家讲的一样，就是静脉会再重新长出来，而且不到两年的时间！所以这种方法是不可行的！”

但是许耕榕老师是不会“尽信书”的。我记得有句汽车广告语：“追求完美，近乎苛求！”许耕榕老师就是一直在这条路上不断如此自我要求的人！因此我们再回到大体解剖室，在那些捐献躯体的大体老师身上，我们有了新发现：人类的阴茎静脉系统绝对不只像教科书所描述的那么单纯！（细节都在此书中，我就不在此赘述了。）

根据这个崭新的蓝图进行静脉截除手术，一定可获得更高的治愈率。这个手术当然相当困难，即使时至今日身为许耕榕老师的学生这么多年，我还是没有办法如老师那么驾轻就熟地进行此项手术。在这个领域里，许耕榕老师已处于一个独领风骚、中流砥柱的位置，但他还是谦虚地说：人类不是上帝，再怎么努力专注一件事情，可能还是无法达到完美的境界。

我一直认为，为他人作品写序的应该是比作者更资深、更有名望的前辈，而不是跟在后面的学生！因此这篇文章忝列于此，只想以我亲身经历的事情为证，告诉大家我所认识的许耕榕老师，与他专注、谦虚、无私的精神。更希望此书能够一路长红！希望他用生命进行的研究、用生命获得的知识，能够传递给不管是后期的泌尿科医师，或是想要真正了解阴茎勃起这个秘密的所有人，希望他们从中得到想要的答案！

作者序

许耕榕

古今中外，阳痿是个永远热门的老问题。

在公元前6世纪就有告子曰：“食色，性也！”可见食与色，虽非等量齐观，却能相提并论。“性”是人之本能，公元前3世纪时，便有秦始皇派遣徐福率领八百童男童女，向东海寻求“长生不老药”的传说。聪明的秦始皇必知“长生”不可得，但求与性攸关的“不老药”而已，偏偏“性”又是做得说不得的事，才假托借口求药，想必扼腕“万艾可”没早问世。

1993年有位潇洒的第二届新科“立委”邀宴，席间忌谈阳痿，隔了六年才向我寻求“阴茎静脉截除术”，自述阳痿十余年。幸哉，如患六年，岂不是当选“立委”时就“立刻阳痿”？1994年友人就诊时，因女护士在旁，故轻轻细称“中常委”，我听其进一步解释为“中间常常阳痿”才开窍。华人社会保守，对那话儿的问题总是“低调”。

欧美则风气开放，尊重人权的社会无不重视阳痿的治疗，难怪他们更努力耕耘本课题。万艾可、犀利士、乐威壮等药物的问世，都是了不起的成就，然而许多病人口服初始有效，后却渐渐失效；而基因疗法应用于阳痿，似乎有些“雷声大雨点小”；看起来“植入人工阴茎”是最终而可靠的方法？可惜此法违反自然。我不禁反思，作为泌尿科医师，开发更合乎自然的治疗方式，绝对责无旁贷。

1985年6月，历经严谨的显微手术训练，我已能不使用外科医师必须仰赖的“电刀”、不用吸血设备，完成小老鼠的睾丸移植；其后能以肉眼施行外科医师必须靠显微镜才能做到的显微手术，因而接二连三革新人类阴茎解剖学、勃起生理机制与临床应用医学。

1986年7月开始施行阴茎弯曲矫正术、阴茎静脉截除术、阴茎深背静脉动脉化手术，以及各型人工阴茎植入手术，都有不恶的成绩，其中以静脉截除术最引人入胜，诚如“阳痿手术有多宗，静脉截除称首功”，虽然当时手术所根据的静脉解剖知识未臻完全，仍有八成以上的受术者称赞不已。可惜在1996年间，美国泌尿科医学会（*AUA, American Urological Association*）经由文献报告的分析所提出来的“临床指南”，却直指阴茎动、静脉手术不该再被采用。

台湾现代外科医学，可以说全部来自欧美。近世纪，美国的影响力尤其无孔不入，所以与传统讲述的阴茎静脉“结扎术”大异其趣的阴茎静脉“截除术”，也难逃“临床指南”的魔掌，难怪沦为人人喊打的过街老鼠。笔者不堪众多受惠者的激励，一路坚持阴茎静脉“截除术”，不愧奋螳臂以挡车轮。因为证据充分，才能让手术报告不断地在国外的医学期刊一再刊登。且在这样的环境下，我仍成功地治疗了3 000例以上的病人，获得斐然的成绩。

但这被称为“华人妙方”的阴茎静脉截除术，不论企图复制或了解本术的人，都必须先对阴茎静脉系统有完整的认知与练就显微镜手术的技艺。2005年7月，第三代德裔美国人玛莉·罗曲（Mary Roach），为编写中的新书《一起搞吧！科学与性的奇异交配》（*Bonk: the curious coupling of science and sex*）前来求证这项“台湾妙方”。该书是《纽约时报》《旧金山纪事报》畅销书，《旧金山纪事报》、《圣路易邮电报》、Seed Magazine 2008年年度好书，以及《波士顿周日环球报》五大科普著作之一。该书第六章即专论“台湾妙方”。

玛莉后来应邀到香港演讲，很生动地描述在台湾所看到的阴茎静脉截除门诊手术、矫正阴茎弯曲门诊手术、人工阴茎植入门诊手术的现场，让她大为折服。她的演讲内容引发香港传媒与学者的兴趣，所以有总部设在香港的网站如此描述：

本书第六章专论台湾医生如何“向医治阳痿迈出创造性一步”，这名医生，便是毕业于加州大学的Geng-Long Hsu，以为是许耕农，哪知为许耕榕。据郑树森教授代为打听的信息，许氏是“那话儿再造专家”，著有《雄风再起：万艾可外新主张》，曾长期在基督复临安息日会台安医院服务，并曾担任台大医院显微手术性功能重建中心主任。罗曲女士万里迢迢找上门，可见许氏在“那话儿再造界”已闯出大名。

我以为“有趣”的是，许大夫观察过数以百计千奇百怪的“那话

儿”后［其医务所雪柜（冰箱）仍藏数十具以待研究］，得出其“态势”屹然直立者绝无仅有。他对罗曲说：“男人那话儿都‘左倾’；它们几乎无例外地如日本人，终日大部分时间都弯腰低头；当它们卓然而立时，则如象鼻！”真是观察入微之词。

上两段摘自该香港网站叙述，读者不难发现，其“语调生动、征信不足”。本人始终未接受过香港任何传媒的求证，关键信息近乎“道听途说”。其实我毕业于台大医学院，曾服务于台北医学大学与“中国医药大学”显微手术性功能重建中心，当时台大医院并无此单位。如以洋人的眼光来看，恐怕认为这又是“差不多先生”的另一个活生生的剧情。但华人妙方绝非“差不多”的态度所能达成，其过程非得有一丝不苟、坚持到底的“龟毛”态度不可。2010年10月台大医院院长陈明丰教授、泌尿部主任余宏政教授有感于“洋人不远万里来、宝岛位居地球村”，何妨成立训练中心？2010年11月已开启小老鼠显微训练课程，兹已有欧美医师登记参加，现今认定华人优先，如能让许多华医师也能具备，让“中华雄风再造团”梦想成真。原本只有西方传东方的外科医学，如今本技艺变成东方传西方，岂不是“东西风水轮流转”？

阴茎静脉截除手术不仅有傲人的成绩，且纯局部麻醉即可完成，曾被吾师蔡崇璋教授称为“了不起的成就”。但这种高难度手术也只有让更多医师能操作，才有意义。所幸，谢政兴医师历经8年的努力，2007年起也能完全执行该项手术，迄今已有48例；温柏桦医师也独自完成数例手术，真是大慰人心！

希望藉由此书的出版，恩师蔡崇璋、吕福泰教授的推荐，好友谢政兴、温柏桦医师的共襄盛举，让各界对这华人妙方认识更深，也希望我将各项研究成功的手术、治疗阳痿的技艺推广到世界各地的抱负可以成真，华人妙方能成功“妙传”世界。感谢西方学者20个世纪努力研究“命根子”，无意间留下“致命”的破绽，同时感谢老祖宗的针灸术，才能完全保障病人的性命安全。兹模仿岳飞的千古作品《满江红》，作成《满天红》一首与读者共享，敬请不吝指正。

满天红

诸法勇冠，凭技术，巧妙止血。

待望远向天祈祷，有教无类。

六十功夫好与坏，八千情侣乐融融。

莫蹉跎，枉了老年头，空凄切！

阳痿祸，犹未除，医者憾，何时免。

用绑线截除，渗漏静脉。

立志为人除隐疾，谈笑局麻竟疗程。

待从来，恢复君功能，成人美！

目　录

CH.2 鸟配备

CH.3 鸟医生

CH.4 鸟发现

CH.5 鸟手术

CH.6 鸟手术

附录 鸟研究

CH.1

鸟话题

十个最普遍的迷思

阴茎在人体外形上就像机器的“把柄”，经常被定位为茶余饭后的“话柄”，男人最不能忍受因阳痿沦为“笑柄”，难怪阴茎俗称“那话儿”或昵称“鸡鸡”；因为传宗接代所需，也称“命根子”，查成语词典则意指有生命或精力来源的东西。不论东西方文化的差距有多大，男女都会关心这敏感的“鸟”话题。

多大才够用？

由于人类眼睛由高位往下看，因此常有“小看”自己的状况；有些人中年发福，阴茎外露部分转为“地下”，当然会感叹“弟弟小”。其实女性性器官敏感度最高的地带是阴道前三分之一，而且光靠想象，即能达到高潮的境界，所以，“那话儿”是大是小，显然不那么重要。

就算男性的阴茎个儿很大，但是龟头若与婴儿的头颅相比，立刻让人明白“小巫见大巫”的定义。难怪有些目击自家太太生产的先生，因观看产道可容婴儿头颅后，自惭形秽而阳痿良久，甚至有人被此心魔折腾经年。所以阴茎的尺寸够看还是够用？男女双方存乎一心。

很多男性坚信自己的命根子“太抱歉”，感到很受伤；而心理被“大才好”所占据的女性，也形成主观一族，难怪阴茎延长加大手术应否进行，在医界一直无法免除争论。医者不仅难以界定来求诊的人是否有手术的必要，而且术后效果难以量化，满意度更深受病人主观的影响，因此手术未必令人如意，而衍生不少的医疗纠纷。这手术真的有必要？孟子说得好：“强何必大？”男性阴茎勃起功能远比尺寸来得重要！只要男女双方都能认同，不管是大鸟小鸟，会飞的就是好鸟。

阴茎延长加大手术

♂ 手术相关资料请参阅P.141

“那话儿”能挤大吗？

有一种流传已久的阿拉伯技术，名为“阿拉伯挤奶法：男性阴茎扩大术”，信服者振振有词地说此法对于阴茎强大非常管用，而且网络上可下载免费教学影片，教人如何“蹂躏”命根子，一时世界各地不少年轻人趋之若鹜。因其施行手法宛如挤奶，故有此称号。

此做法大致为：先轻柔地按摩阴茎，达到半勃起状态。然后用拇指和食指圈住阴茎的根部（如同 OK的手势）往前按压。当一只手往龟头方向挤捏的时候，再用另一只手圈住阴茎根部。前一只手挤捏到龟头的时候松开，另一只手接着向前挤捏。他们认为重复做这类似挤奶的动作，可扩大阴茎的储血空间，增加血液流量，以达到长大的效果。

但事实是，未见增大的效果。不少人挤奶的结局是“小弟弟”不但没有变强大，反而产生瘀血等轻伤，甚或造成举而不坚、坚而不久，令人“悔不当初、痛不欲生”的结果，建议不要轻易尝试。

年轻人会阳痿吗?

阳痿、早泄等性功能障碍问题，可谓男人重量级的致命伤。

根据国外的统计数据显示，至少十分之一的男性有性功能障碍，以生理功能而言，老年人性功能障碍率较高。但临床上性功能障碍并非老年人的专利，根据我多年的临床统计，阳痿的就医病人在30岁及55岁各出现一个众数，显示先天血管发育异常与后天器官退化都是阳痿的祸根，所以年轻力壮者并不能对阳痿免疫。

我们常见原发性阳痿的年轻人，其勃起持续力很小，坚而不久（数分甚或数秒），行房时即使敷衍了事，也难免沦为“快枪侠”。一经检查，他们的阴茎动脉、神经完好，激素不缺，唯独阴茎静脉异常发达且有渗漏，真是静脉不静，哀哉!

也就是说，阴茎勃起时，当血液经由阴茎动脉流入阴茎海绵体后，阴茎海绵窦因充血而膨胀，但无法压迫住阴茎静脉系统，使得血液很快流出阴茎海绵体，循环回体内，此现象就是“阴茎静脉渗漏”，轻则坚而不久、举而不坚，严重则无法勃起。

当然阴茎静脉渗漏程度不同，勃起的硬度就有差别。譬如一个茶杯要斟满水，若杯底有个破洞，茶杯就不易斟满。破洞小时，上面多加点水还可弥补渗漏的部分，维持满杯的情况（目前治疗阳痿的药物基本上就是这原理，放松阴茎动脉及海绵体的平滑肌，让血液多灌流入阴茎海绵体）；但是破洞大时，就算在上面拼命加水，恐怕也无济于事。釜底抽薪之计，就在于修补渗漏。

其实阳痿并不可怕，最怕病人讳疾忌医，不敢坦然接受治疗。目前已有多种治疗方式，如口服药物、阴茎海绵体前列腺素注射法、尿道前列腺素灌注法、阴茎真空吸引器等，针对阴茎静脉渗漏的问题，我们也已研究出一套能“起死回生”的阴茎静脉截除手术，不仅有效又简便，让病人的“黑白”人生变为“彩色”的。（阴茎静脉截除手术，后面将有专章讨论。）

阴茎海绵体（Cavernosa）

♂ 位于男性生殖器中的阴茎内，构造与海绵相同，有许多小洞，因此得名。

海绵窦（Cavernous Sinus）

♂ 内部含有大量的纤维小梁，并在这些纤维小梁间形成空腔，从而状如海绵而得名。（完整的“赏鸟图鉴”可参照P.25–26）

万艾可能治本吗?

1998年美国辉瑞制药有限公司“意外”抢到头彩，率先推出西地那非，就药理学而言该药是心脏病的克星，不料初步临床试验令药厂大失所望，因为该药完全不是救心的药。当药厂正准备认赔回收剩药销毁时，大部分受试者却借口剩药“不小心”遗失，而鲜少有人愿意交回。药厂不愧有研究精神，进一步发现该药“不务正业”，竟能治阳痿，辉瑞制药有限公司自然当仁不让笑盈盈接受这结果。临床试验后，隆重推出医疗市场，迅速举世瞩目，吹皱一池“春水”，很快成为各国医界治疗阳痿第一线用药，公推为最称职的治疗阳痿的“超级明星”——万艾可。

但阳痿当真就此只能逃窜?

万艾可第一年的业绩着实惊人，使辉瑞制药有限公司从世界排名第七，麻雀变凤凰，登顶为第一，更夸张地一统江山，连生产前列腺素的厂商都一并纳入旗下，从此年年独占鳌头。其后“拜耳”与“礼来”两大药厂东施效颦，相继推出乐威壮及犀利士共襄“盛举”。

可惜阳痿隐疾并未被真正消灭，因为这类药不仅不能治本，还有用药无效、初用有效但渐渐失效的情况，而且有恶心、头痛等副作用。

我们知道，勃起是因阴茎充血，万艾可的作用主要在使阴茎动脉与海绵窦的平滑肌放松，增加注血量，维持勃起状态。经我们观察使用万艾可的645个病例后，发现其中60%属于典型的阴茎静脉渗漏，在万艾可的作用下性交，其持续渗漏的“静脉内腔”，饱受血流冲刷反而渗漏更多，日积月累，促使闭锁不全的静脉壁更为肥厚，让这些静脉更有本钱拒绝被闭锁，依个人长短期的差异，最后殊途同归。这也就说明了为什么口服万艾可起初有效，但渐渐失去效用甚至无效了。该药口服便利，偷吃又不能泄露天机而被视为“秘密武器”，我也一贯主张病人尝鲜万艾可。

平滑肌（Smooth Muscle）

♂ 人体的肌肉分为骨骼肌、心肌和平滑肌三种。心肌和平滑肌的收缩不受意识控制，且为生存所必须，如心脏的收缩或肠胃道的蠕动等。平滑肌为不随意肌，分布在动脉和静脉壁、膀胱、子宫、男性和女性生殖道、消化道、呼吸道、眼睛的睫状肌和虹膜等处。至于骨骼肌，则为随意肌，通常是透过肌腱固定在骨骼上，其收缩运动受人的意识支配，带动骨骼的移动，以促成人体的运动。

昔多芬（Sildenafil）

♂ 为5型磷酸二酯酶选择性抑制剂，可使阴茎内的血管平滑肌放松，使血液能够流至海绵体，有助于勃起，即万艾可的主要成分。

万艾可（Viagra）

♂ 美国辉瑞制药有限公司（Pfizer）研发治疗心血管疾病药物时的一项意外发明，是治疗男性性功能障碍的口服药物，在中国俗称“伟哥”，即万艾可。其为短效型口服药物，药效约4小时，外观为浅蓝色有菱边的椭圆形锭剂，副作用包括头痛、脸部潮红、胃痛、肌肉痛、鼻塞及视觉异常，但这些副作用并不常见，即使发生也不会很严重。

公狗比人强?

为了探索不同物种命根子的差异，2001年5月至2003年，我的团队把11位男人、7条公狗、5只雄鼠解剖体的命根子，应用显微镜及各种染色方法进行比较研究。

由纵向剖面图显示，鼠辈的命根子骨头部，外观貌似人类的膝盖关节，以便于“弹指运动”。原来鼠辈的交配数秒即射精，并为阻挡下一位老弟接着下种，会立即形成防火墙作用的“精液栓塞”。而接棒者努力把自己命根子送入母鼠阴道，靠骨头部发挥弹指神功，以清除先一步登堂入室的老鼠哥哥留下的障碍物，再匆忙射精以营造留种的机会。看来有些人喜好的3P，鼠辈是开山祖师爷。

至于狗辈的交配，足足可让许多男人自卑。行为伊始，公狗与母狗同向，一旦交配成功，公狗来个180° 大转弯，此时两个狗头分别对外，看看还有哪个第三者敢来招惹，铁定抵不过狗嘴里的利牙。但奉劝人类“此景仅供观赏，劝君切勿模仿，否则断根自负”。狗类之所以可以来个大转弯，实因公狗命根子中骨头既长且硬，交媾时，公狗会努力把狗鞭硬的骨头送入母狗阴户，“硬的骨头由卿笑纳、软的海绵体自己留”，极像双节棍；而龟头分成两部分，第一龟头当先锋，一旦交配成功，第二龟头迅速胀大，以防滑脱。当公狗命根子卡在母狗体内时，就算天打雷劈，也无法分开它们，它们可以跟享用火锅一样慢慢熬，难怪中国人会说“嫁狗随狗”。儿时听到的公狗命根子“倒钩”之说，应是穿凿附会。

人类的命根子，构造之精密，相信大家都略知一二，若非专章，则无法言尽（且看下一章）。但人类阴茎的类骨头组织成分，则与狗阴茎的长骨头、老鼠阴茎的短骨头雷同，显见进化的证据。

乐威壮（Levitra）

♂ 德国拜耳股份公司（Bayer）生产的新一代伟哥。乐威壮外观是橙色的小药丸，绰号火焰，为短效型治疗男性性功能障碍的口服药物，药效4~5小时，副作用有皮肤痒、脸部潮红、胸闷、胸痛、心跳加速、畏光、头晕等。

犀利士（Cialis）

♂ 美国礼来公司（Eli Lilly and Company）生产的治疗男性性功能障碍的口服药物，属长效型，药效可以维持24小时以上，外观为浊黄色不规则形锭剂，副作用有头痛、脸部潮红及肠胃不适等。

以上这些治疗男性性功能障碍的口服药物都需医师处方签。

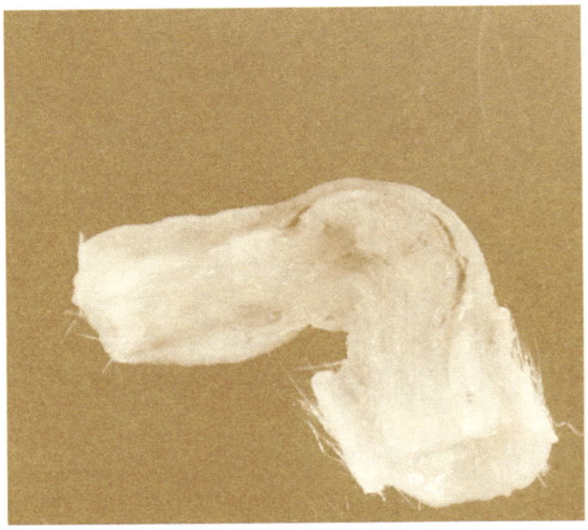

老鼠阴茎放大7倍的外观，宛若人类膝盖部

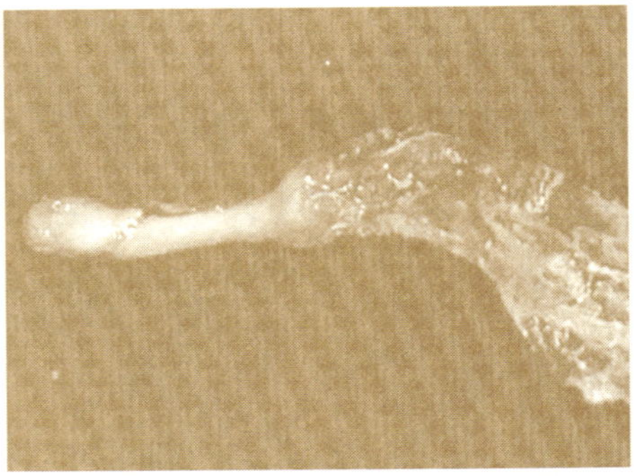

经过特殊处理的老鼠阴茎原貌，很像鸭嘴的部分即是骨头

狗阴茎纵切原貌，可见很长的骨头，龟头有前后两部分

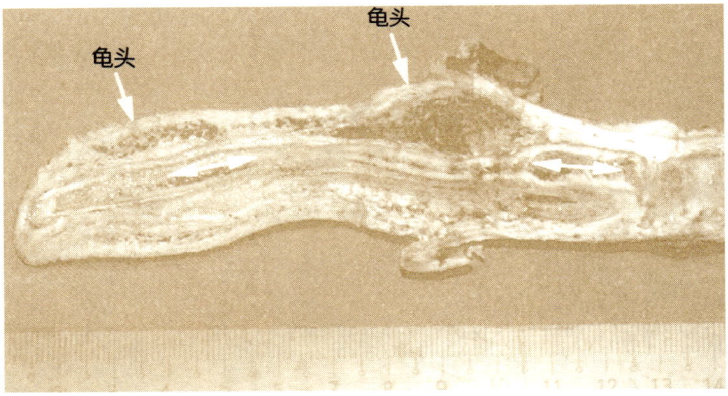

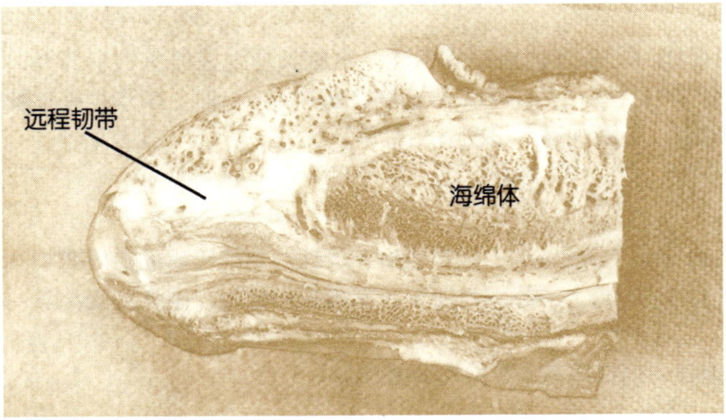

人类命根子前段，龟头内的远程韧带类似鼠、狗的骨头。直立动物的海绵体能屈能伸的能力特别优秀，如果跟狗鞭一样需要一根又长又硬的骨头帮忙支撑，飞奔起来，岂不像阿兵哥端枪跑步？

大中至正不容倾斜？

常有人戏称阴茎弯曲，左弯为“左宗棠”、右弯为“詹天佑”、下屈为“屈万里”，而人人都希望自己是“中正先生”，秉持“大中至正”，不容倾斜。其实临床上完全“大中至正”者并不常见，所以弯曲程度不严重者不必介意。

先天性命根子弯曲，严重到需要手术的男性人口约占1%，严格讲起来每个人都有点歪。虽说“鱼水活动”中，命根子越笔直越好，而勃起的“冻头”也是笔直者比较能长久维持，临床上也确实不乏弯曲而罩不住的病例，但也有人终身不正，却生性爽朗，威风一辈子。

至于已严重影响身心的“歪哥”命根子，可诉诸手术一途。读者可别谈刀色变，如今已可只花3小时，就把“弯腰驼背”的命根子修理得“中规中矩”，而且可以立刻返回工作岗位了（截弯取直的手术方法，后面将有专章介绍）。

割包皮后会屡试“不爽”？

包皮富含皮脂腺，可分泌很多皮脂，如果太长，不但闷住整个龟头，而且容易肇致龟头包皮炎。看来男人之所以被冠上“臭男人”的美誉，恐怕包皮要负起很大部分的责任了。

由于包皮容易藏污纳垢，因此有些人为除祸根而动包皮手术，但术后却有屡试“不爽”的感觉。割包皮的手术理应不会伤及神经，会有这种感觉，或许因为术前龟头总是不能出头，蒙在皮里，被过度保护，感受是靠压迫；术后情况改观，龟头已抛头露面，一时无法适应直接面对刺激源而产生“不爽”的错觉。其实假以时日，就会习惯成自然，也就不会有麻木不仁的感觉了。

阳痿＝肾亏？

我诊断过数以千计性功能障碍的病人，也就是俗称阳痿的病人，其中有七成曾求助过补肾秘方，不论年轻或年长的病人，只要认为自己不行，多半就自我诊断为“肾亏”，而且坚信不疑。

中国古籍确实有“腰为肾府，肾主骨髓，肾精亏虚，骨髓不充”的记载，肾的盈虚和身体状况虽有相关，但把肾亏当成性功能障碍的终极病灶，却是不正确的。

现代医学上治疗阳痿，可把症状及诊断分门别类，寻找出荷尔蒙不足、动脉灌血不足、静脉把关不力、神经传达失灵或心理因素等问题，各个击破，并从中发展出口服药物、动脉充血补血术、阴茎静脉截除术、人工阴茎植入术等手术，患有阳痿的病人别再误信偏方，应及早更正观念，接受正确的治疗。

命根子真是“要害”吗?

在泌尿科门诊时，见识不少堂堂大丈夫，在置入导尿管时不仅变身胆小鬼，还往往哀号连连。不禁自忖，果真痛彻心扉？一日，趁值班之便，备妥导尿包，躲在头等病房DIY插入导尿管，起先若无其事，心想那些哀号者应属夸张一族，不虞继续前行20多厘米约至尿道括约肌处，刺痛立刻报到。命根子真不愧是感性器官排行榜的冠军啊!

命根子的神经丰富而敏感，其精巧是人体之最，支配的神经密密麻麻，不仅被刺激无法“处变不惊”，而且对痛特别敏感，如被误击，保证痛到要命，难怪称之为命根子。除了不足一星期的婴儿外，即使耐痛如勇冠三军的关公爷，也不可能不麻醉而能忍受手术。《三国演义》中说关公被流箭所伤，神情自若地让华佗刮骨疗伤，如果那一箭射到的不是手臂而是命根子，那么《三国演义》恐怕要改写啰!

括约肌（Sphincter）

♂ 括约肌是一种肌肉类型，分布在管腔壁，收缩的时候管腔就会被关闭，放松的时候，管腔就会开放。人的肛门、尿道、膀胱、胃部的贲门和幽门都有括约肌。

前列腺癌专找老男人?

前列腺位于男性的尿道与膀胱之间，躲在耻骨之后、直肠之前，对尿道的钳制远比新加坡扼守马六甲海峡还要威风；射精时，前列腺区不但是快感的“起义点”，前列腺液更是精液的“先锋部队”，贡献15%的“兵员”。

前列腺在青春期快速成长，20余岁后趋于稳定，其后默默耕耘数十年，45岁开始渐渐有腺体增生的现象，只要活得够老，几乎每个男人都有机会领受一下前列腺肥大的威力。

前列腺为何会肥大迄今仍不清楚其原因，临床上也未必是老年人的专利，有时也会看到很年轻的病例。虽然医界不知预防之道，但十分清楚放任前列腺壮大自己所引发的种种问题，如尿路感染、夜间巡礼马桶千百度、肾功能受损等，但目前也有积极有效的治疗方法。

说来也奇怪，好好的前列腺，不摄不护也就算了，偏偏还老来俏喜欢长癌，这可真苦了许多医学专家。种种证据显示，遗传涉嫌重大，环境与饮食型态不能证明其清白，而雄性荷尔蒙则是扣扳机者。由于前列腺癌属于多做事少说话那一型，所以常常不露声色，只在严重阶段才会造成膀胱阻塞、血尿、尿失禁或急性尿路阻塞等。如果癌细胞扩散，也只会偶尔以腰酸背痛、骨折等方式来提醒病人。

因此初期医生无法用体征多做预测，幸好近年前列腺肿瘤标志的筛选已臻可靠的程度，如果可疑，再安排检查。加上经验老到的泌尿科医师从直肠直接触摸前列腺，仔细端详前列腺的块头、表面边缘质度，不难下定论。但癌长到可以摸出来，其实已经晚了好几步了。

另有一种名为“前列腺专一抗原”的抽血检查法，虽然常常“敌友不分”，只要是前列腺肿大或前列腺炎都会拉警报而指数偏高，但至少提醒医师进一步去追查。而直肠超声波扫描、计算机断层扫描、骨骼扫描及核磁共振造影术也都可以请出来把关，病人可视自身经济状况及设备特性而挑选检测项目。针对前列腺癌目前也已发展出许多有效的治疗方法。

耻骨（pubic）

♂ **位于髋骨的前下部，是组成骨盆的骨骼，外部包覆着一层脂肪。**

CH.2

鸟配备

解构命根子

阳明山林荫浓密、苍翠怡人，是许多鸟类出没之地，如台湾蓝鹊、绿绣眼及白鹡鸰等，是“良禽择木而栖”的最佳写实，也是赏鸟的好去处。但赏鸟也是一门学问，鸟头部的样子，眼圈、嘴喙的颜色，翅膀、尾巴的形状及花纹，飞行的方式等都是重点。同样的，若要完全了解命根子，也必须有“正确”的赏鸟图鉴。人体上的鸟东西在解剖学上称为阴茎，肩负排尿及传宗接代的双重功能，要“赏鸟”就需先了解其解剖构造及生理功能，才能赏出个名堂。尤其阴茎静脉系统在勃起功能中扮演很重要的角色，是维持硬挺的超级明星，更不能等闲视之。

是三支不是一支

远观男鸟，有阴囊与阴茎两部分。阴囊看起来总是愁容满面（多皱褶），其中包含两个睾丸，这是人体中罕见具备空调作用的组织。天气热时，会如花朵绽开般放松；天冷、受到刺激或性兴奋时，则收缩如贡丸，这是为了保护这个造精工厂，以免受到外伤、中暑或受寒。

阴茎由一层富弹性的包皮包住整个阴茎干。包皮的神经丰富而敏感，不仅容易接受刺激，也很有痛感，脆弱容易受到伤害。

阴茎常被称为“那一支”或“那一根”，其实内部结构可清清楚楚分解成三支：一支为尿道海绵体（Corpus Spongiosum）及终端膨大的龟头（Glans）；两支由中隔（Septum）分开的阴茎海绵体（Corpora Cavernosa）。海绵体是由像小水球密密麻麻的海绵窦组成的，海绵窦大部分时间都在“赖床”，窦壁平滑肌收缩而使海绵窦紧密依偎在一起，一旦需要勃起，窦壁的平滑肌舒展、动脉血热情捐输、海绵窦热血汹涌后胀大，众志成城终致勃起。前端的龟头外貌憨厚，即使勃起时也表现得温柔敏感，是性爱时的前锋，冲锋陷阵、所向无敌。

迄今流行世界的教科书，对阴茎内部结构一致的描述为：

阴茎由皮层（Dermis）、柯氏膜（Colles’ Fascia）、巴氏膜（Buck’s Fascia）及白膜（Tunica Albuginea）四层组织，围绕着一支尿道海绵体及两支阴茎海绵体而成，前端为包皮包覆的龟头，护罩尿道海绵体及阴茎海绵体，被认为是尿道海绵体的膨大部分。

其动静脉系统描述为：介于柯氏膜与巴氏膜间有浅背静脉（Superficial Dorsal Vein）；介于巴氏膜与白膜间也只有单一条的深背静脉（Deep Dorsal Vein），本静脉被两侧各一条背动脉（Dorsal Artery）挟持，是人体动静脉比1：2的唯一例外。

但经阴茎解剖与实验获知，肩负生命重责大任的命根子，构造精密程度，绝非如此而已。

龟头暗藏支架?

龟头部是冲锋陷阵的前锋，若没有坚硬的枪杆，岂不“出师未捷身先死”？1991年，我负笈旧金山加州大学医学院，在泌尿神经部当研究员时，于实验室中埋首钻研数月，终于发现并命名为“远程韧带”（Distal Ligament）的独特构造，同时发现白膜并非如旧时教科书所描述为均匀单层环绕阴茎海绵体，而有外纵层与内环层两层。

远程韧带异常强韧，为白膜外纵层的延伸物，其与龟头海绵体的关系，宛似圣诞树干支撑枝叶，如果没有这个等同于猫、狗命根子骨头的支撑构造，龟头则无法引领坚硬的阴茎干“登堂入室”攻陷甜心的“玉门关”，更不耐冲撞，充其量像汽车的安全气囊，只能吸纳，无法支撑，而辜负了性功能的使命。

还记得台湾花莲有蔡耀星“无臂蛙王”的故事，他小时候家境清寒，因工伤丧失双臂，但不仅生活起居自理，而且练就游泳的好功夫，屡次在游泳池畔获奖。他常常鹤立跳水板上，跃身弹跳没入水中。

勃起的命根子外观与无臂蛙王鹤立跳板差可比喻。

龟头部与人体的头部相同；远程韧带与颈椎相当；阴茎海绵体相当于体腔；中膈是90° 旋转的横膈膜；平滑肌组成的海绵窦等同于人体腔中的脏器；阴茎海绵体的白膜等同于人体最坚强的骨头；“阴茎脚”则相当于人体的双脚，看来这样的设计颇为合乎人体工学！

不完整的阴茎构造图

（完整的阴茎构造图详见P.25~26）

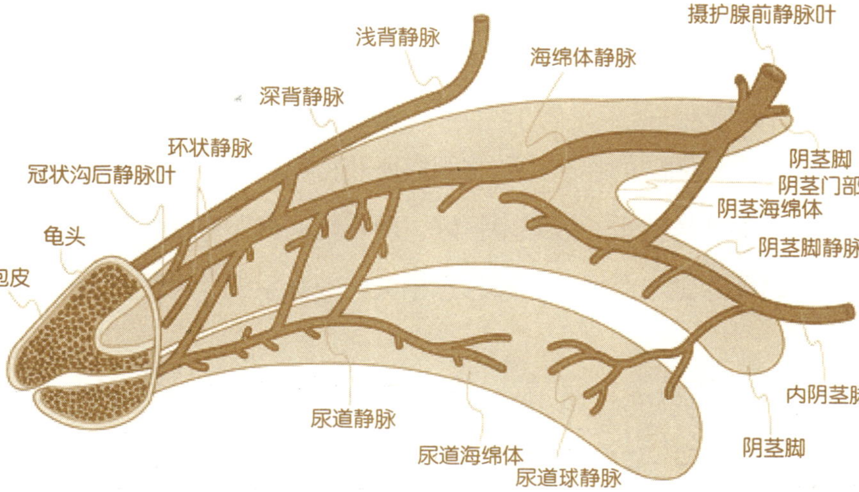

阴茎侧面图：单一的深背静脉居中，被左右两侧的背动脉所夹持，并由环状静脉引来尿道海绵体与阴茎海绵体的血液。白膜仅单层环绕围住阴茎海绵体，厚度与强度360° 匀称，龟头部则纯粹由海绵窦组成

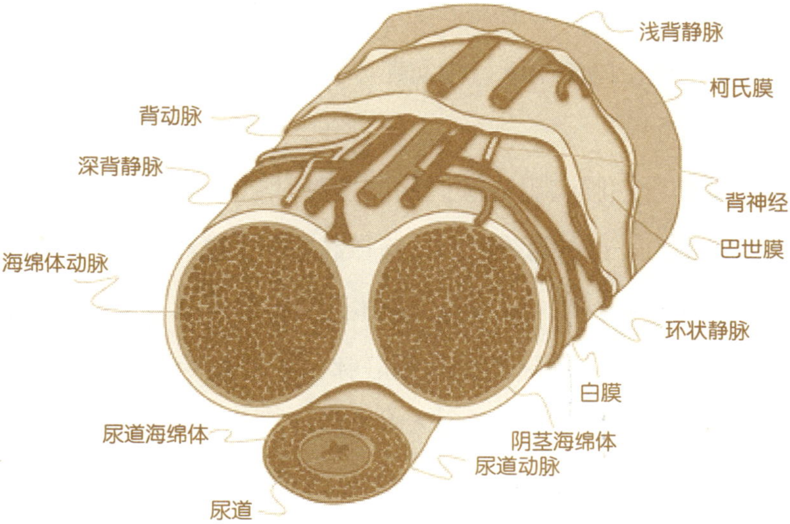

阴茎中段的切面图：介于巴氏膜及白膜间仅有一条深背静脉，两支阴茎海绵体合而为一，所以中膈的厚度双倍肥厚

错综复杂的静脉系统

根据我们团队的临床经验与观察所获得的结果，与传统医界提出的“阴茎静脉结扎术，效果短暂好，两年内必倒”观念大相径庭，因此我当时即深觉与命根子勃起息息相关的静脉系统，恐怕还“妾身未明”。

经过两年的研究，果然发现阴茎静脉系统宛如台湾公路系统般复杂。

除了原来教科书中既有的深背静脉外，每支阴茎海绵体各有自己专属、更贴近白膜的海绵体静脉（Cavernosal Veins）；两侧的背动脉分别由其对应的内侧及外侧动脉旁静脉（Para-arterial Veins）夹持，位居动脉下端的两静脉交通支清晰可见，动静脉的关系，好像游客舒适地躺在牢系于两树干间的吊床，画面趣味十足，而内外侧动脉旁静脉在阴茎门部合而为一。

由此发现介于白膜与巴氏膜间的阴茎静脉数在阴茎干是七，而非教科书所描述的一；在阴茎门部的静脉数是四，也非以前所认为的一。故动静脉的2∶4比例，全然合乎身体其他各部静脉多于动脉的通则。深背静脉、海绵体静脉及动脉旁静脉，各有其专属的释出静脉（Emissary Veins），引回阴茎海绵体中的血液。而动静脉血管穿过白膜的方式也大不相同，动脉笔直穿越白膜，但静脉则弯曲通过，此为勃起的关键。

如将阴茎勃起相关的静脉视同台湾的公路系统，深背静脉即是第一高速公路，海绵体静脉是第二高速公路，动脉旁静脉就是省道，释出静脉等于交流道，而环状静脉雷同东西快速道路。

总之，在巴氏膜和白膜之间与勃起相关的回流静脉，是一个相当复杂的系统，而非举世公认的只有一条深背静脉而已。

阴茎静脉截除术

♂ 阴茎静脉结扎术是容易被误解的名词，对阴茎静脉闭锁不全的阳痿病人，光结扎是不够的，对把关不力的静脉截除后再结扎，是非常有效的方法。对静脉抓漏施术，以阻止阴茎海绵体内的血液由静脉回流体内，使阴茎能有效勃起。

完全译码的赏鸟图鉴

经阴茎解剖学的诸多革新，我们可描绘出全新的阴茎构造：阴茎主要是由两支阴茎海绵体、一支尿道海绵体（内含尿道）及位于前端的龟头所构成。

阴茎勃起时，血液经由阴茎动脉流入阴茎海绵体，造成阴茎海绵体内充血，同时压迫住阴茎静脉系统，让血液不致流出阴茎海绵体，加上有坚韧且富弹性、围绕两支阴茎海绵体的白膜，使得阴茎膨胀勃起时，好比充气后的轮胎，达到令人喜悦的雄姿。白膜的延伸物为坚韧的远程韧带，使龟头有足够的硬度可以“攻门”，而介于巴氏膜与白膜之间的静脉共有七条，其中内外侧动脉旁静脉于阴茎门部处合而为一（于阴茎门部静脉数为四）。

“赏鸟图鉴终完整，可爱鸟儿并排陈”。鸟，并不永久给人喜悦，有时也给人悲苦（阳痿），除了爱，更要了解。

以往欧美用来治疗阳痿的阴茎静脉手术之所以效果不佳，是因为对这个“宝贝”的构造了解得不够详尽。透过我们研究团队对真理不屈不挠地追寻，逐步修正传统的阴茎观念，将可稍解那鸟儿的苦闷，以后不论在青翠山林或碧蓝海面，都可以看到鸟儿快乐地飞翔、鸣啼、跳跃，不再悲叹心事谁人知了！

而有了这个正确的、全方位的赏鸟图鉴，我们也就可以祈求“男鸟能硬不会飞，男根不硬犹可追”，让阳痿的治疗更加成功了。

完整的阴茎构造图

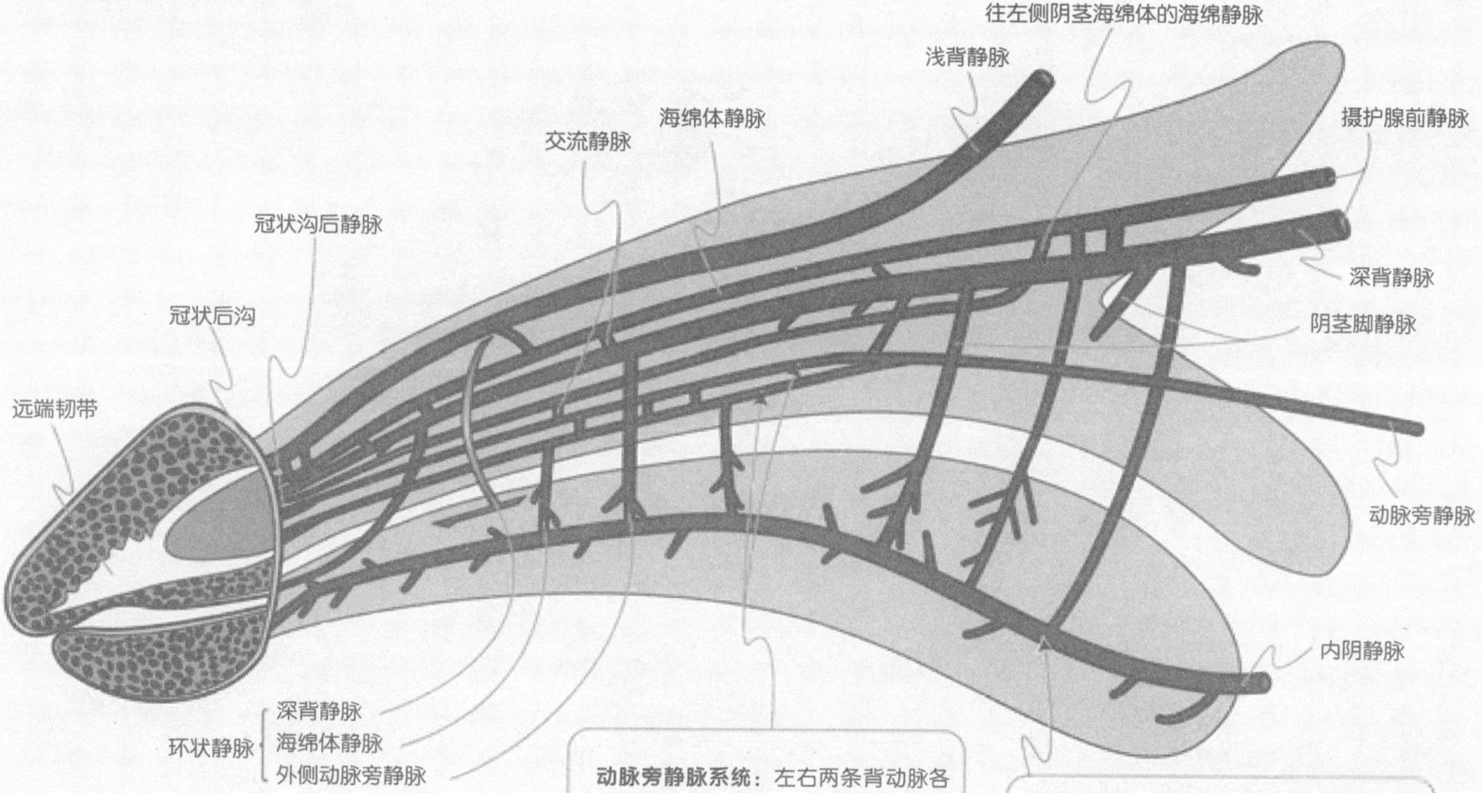

动脉旁静脉系统：左右两条背动脉各被两条静脉所包夹（内侧动脉旁静脉及外侧动脉旁静脉），亦协助阴茎静脉血液回流，但以前从未被注意到。

尿道球静脉：协助龟头及尿道海绵体的血液回流；手术时要保留这些供正常回血的静脉，才不会有尿道肿胀、勃起不退的并发症。

浅背静脉：协助龟头及包皮的血液回流；手术时要保留这些供正常回血的静脉，才不会有包皮肿胀的并发症。

深背静脉系统：深背静脉位于阴茎背侧正中间，是阴茎静脉血液回流的主要管道。

海绵体静脉系统：在深背静脉左右两侧较深（贴近白膜）处，各有一条海绵体静脉，协助阴茎静脉血液回流。事实上，海绵体静脉很长，几乎有整个阴茎海绵体的长度，并非传统所述仅是短短的静脉。

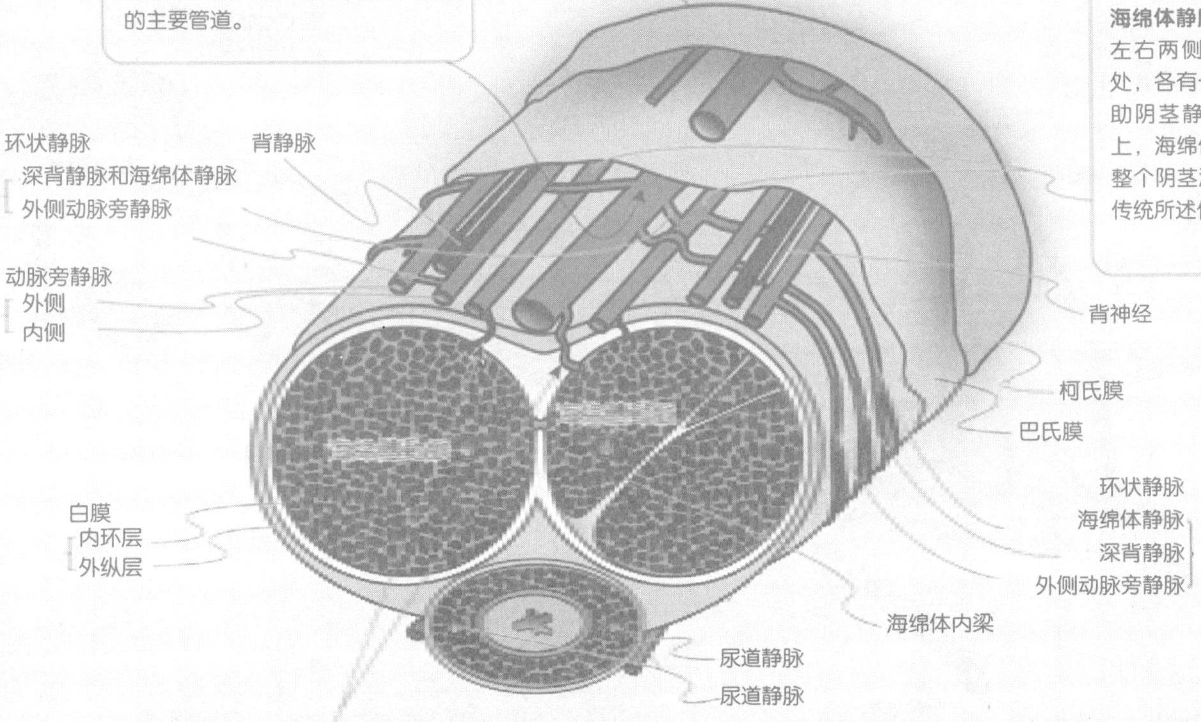

释出静脉：引导阴茎海绵体内的血液穿越白膜，流入阴茎静脉系统，再汇回体内的血液循环系统。

（谢政与医师图说导览）

CH.3

鸟医生

“台湾妙方”的由来

20世纪50年代，台湾经济尚未起飞，在那个穷到“脱裤”的年代，读书是件花钱的事，父亲也常以“身体那么瘦弱不要念书”来谆谆教诲。后来因家境无力负担学费，而入“陆军第一士校”就读，毕业后理所当然“为国”效力，服务于台南“归仁陆军航空训练中心”，其后不仅参与修护飞机的工作，还兼授飞机原理，原本修飞机的手，现在却专门帮人修鸡鸡。

而这一身修鸡鸡的好本领，并非得天独厚，却是其来有自。

外科医师的体魄训练

我出生在彰化县大城乡顶庄村，那时故乡是典型的穷乡僻壤，多数村民得靠农渔双业始能维生。

小村落紧邻浊水溪出海口，海风浩浩荡荡，溪内浊水滚滚，陆上飞沙走石，女性懂得以衣物遮身护体，男人则豪爽地以自己的皮肤招待烈日与海风。在此成长的小孩，各个练就一身摸鱼功夫，抓虾、捕蛙技艺人人在行，甚至赤手空拳活捉泥鳅、土虱均非难事。手脚功夫之灵活，四肢体魄之矫健，绝不是我那看似瘦弱的身躯所能局限的。

从小学三年级开始，只要在考试前3天努力念书，就常常不小心得第一。屡次拿奖状回家献宝，换来的却是“身体那么瘦弱不要念书”的教训。毕业典礼前没穿过木屐以外的鞋子；毕业后考入离家12千米之遥的二林初中，每晨，天未拂晓即以自行车逆风通学，驶于石块铺成的产业道路上，同学六人常罹鼻窦炎，因此唇上常垂挂着黄绿鼻涕，不时也受沙眼所苦。我算是幸运了，仅因鼻中隔弯曲，受两鼻孔空气流通不对称之苦。

因家贫无力负担学费，又目睹“救国团”教官戎装笔挺、英姿焕发，鼓吹效法班超投笔从戎的精神，热血沸腾的青少年情怀怎能拒绝？心动不如马上行动，1968年5月，初中毕业典礼前，即由二林初中保送“陆军第一士校”，众人以“爱国”美名隆重为我送行。

入学就读，接受严酷军训3年。

入伍第1周，即被区队长发现全队125人中，有11人拿筷子“一把抓”，我正是其一。迅速整编成的拿筷子矫正特训班，在中餐后其他人午睡时，每人带有筷子一双、铝碗两个，其一盛满小石块，练习以筷子夹石块来回于两碗间。要以正确握筷方式，一分钟内完成一回合才能毕业。我拔得头筹，显现孺子可教的本色，或可谓日后手术持刀练习的开端。

入校头三个月不得离开校门，长官口头禅“不合理的要求是磨炼”一点不打折扣。每周3次，每次2小时的基本教练，必须全程维持101大楼楼顶避雷针的体姿，即使蚊虫叮咬也得忍耐，遑论擦汗的权利。如有人体力不济晕倒，也得保持僵直；如果膝盖着地，苏醒体力恢复后，加罚匍匐前进1 000米。说来奇怪，无人因此被整死；提起现今的外科手术站台，既能交谈，也可活动筋骨，相较之下，简直小巫见大巫！

当年我丝毫不懂摸鱼，全程卖力完美演出，推测这种抵抗地心引力、违背人体生理学的魔鬼操练，促使我骨盆腔中生长6颗花生米大小“静脉结石”，此产物应是佛家称道的“舍利子”，看来这种“僵尸”基本教练，比佛家坐禅更易修成正果。不论如何，至少我已习得耐力，感谢上帝预先安排，让我练就外科手术站台的能耐。

飞机流体力学的启示

1971~1977年，我服务于台南“归仁陆军航空训练中心”（1972年外调至离岛金门战地1年）。刚开始的3年参与修护固定翼飞机与旋转翼直升机，后三年兼授课飞机原理，举凡飞机动力学、飞机操纵学、飞机构造学、飞机电力学……都得精通才能教课。我对流体力学的“帕斯卡定律”尤有心得，促成习医后独力认知、主张人体全身最适用此原理的器官，便是“松软如麻糬、坚硬像骨头”的阴茎海绵体。

1973~1978年就读于成功大学夜间部工业管理科学系，其必修课

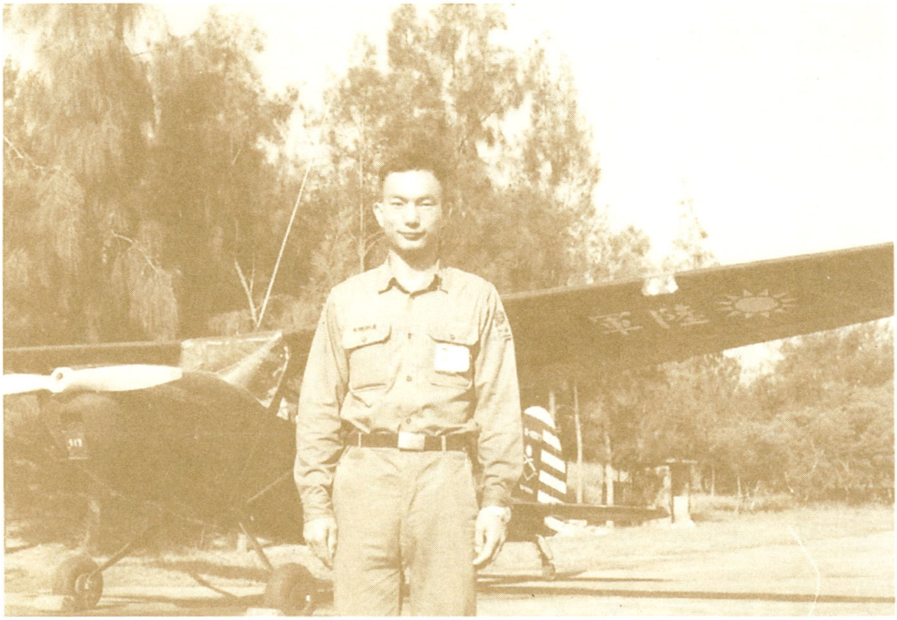

服务于台南“归仁陆军航空训练中心”，1972年摄于金门战地

机械原理难倒学生，但对于曾修复飞机的我，简直易如反掌，为日后手术器械的精致改良奠立基础，搭配图学的空间感训练，后来改行当泌尿科医师，造就革新阴茎解剖学、生理学的必要条件。

1985～2010年“奋螳臂以挡车轮、不附会举世共识”，顽固孤行崎岖路，“向命根子找谜底、为阳痿者讨天理”，应是就读“成大”时为校训“致知穷理”潜移默化的结果。

1974年我率领维修班学员20名，“手扒机”侍候一架1968年像潜水艇没入水面而毁损的“落汤机”，将该机引擎彻底拆解以窥宗堂之妙，再以相反顺序组装回去，虽留下十几个垫片，但引擎运转起来平顺如昔，此次拆解飞机的毕生难忘经验，开启我日后拆解人体命根子的心扉。

帕斯卡定律（Pascal's Principle）

♂ 帕斯卡是法国著名的科学家，水压机原理就是他发现的。帕斯卡定律是指密闭容器中，液体各点所受之压力均相等，液压机就是帕斯卡定律的实例之一，而阴茎海绵体是人体最适合应用此定律的器官。

改行修鸡鸡

上中学时罹患的鼻中隔弯曲的症状，渐渐发展为鼻窦炎，终日为之所苦，甚至影响记忆力。

1975年，我在“陆军八〇四总院”接受鼻中隔弯曲手术，术后数日，因症状未见改善，转到私营诊所接受电烧，鼻间只闻烧烤店的焦味，但自掏腰包的金额足可光临数十次烧烤店。可惜花钱未必消灾，接着两星期内伤口发炎转为败血症。感恩当年“陆军八〇四总院”耳鼻喉科何主任收治，再度入院，一住两个月，庆幸捡回小命，经此“魔烤”，着实激发我学医的念头。

其后鼻塞症状一直未获改善，以不妨一试的心境求助中医针灸治疗，其神效不但激励我自助扎针，更坚定我“从拿枪改成拿刀的生涯”，立志未来当个有能力开刀的医师，更憧憬：若手术能够搭配针灸术是否会相得益彰？

1977年从台南“归仁陆军航空训练中心”退伍后，到台南一家金属公司当品管课长两个月，因难以拒绝盘旋在脑海中已酝酿两年的习医念头，鼓起勇气回家与父亲商量重考大学的事。一向从不鼓励我念书的他，严肃地告诉我，有好职业就好了，念什么书，成婚生子最重要。挣扎经月，我还是毅然决定辞去课长的职务，兼了三个家教，自修得六亲不认，全心投入准备联考，发榜后终如愿考上“台大”医学系。

为了筹措学费，父亲过劳病倒，一度让我兴起放弃学医的念头，最后才挣扎不已地入学。平常课业繁重，挑灯夜读是常有的事；为了付学费、养活自己，我每周兼家教6天；为了兴趣，星期天还学针灸，体力透支到不行，某日家教授课时“口中娓娓道来、脑袋点头如仪”，被学生紧急把魂叫回来，我羞愧无比，睡意全消。

每到期末考前，总是念书念到天昏地暗，根本忘了刮胡子。为了讲求念书效果，与年轻7岁的同学到“台大”图书馆念书，中午要去用餐途中，看到走在最前头、小我6岁被称为小弟的杨同学，突然在一个图书馆系女同学面前，笑得直不起身体，原来那个女同学问他：“留胡子的那个人是不是你爸爸？他来加油吗？”

医科四年级时课业更为繁忙，同寝室其他三人为“台中一中”应届毕业生，用功的程度不在话下，期末考前五周几乎人人都会接到父母的叮咛信，内容不外是：某某吾儿，期末考快到了，要好好收心念书云云。我也收到一信，看了以后，不禁哈哈大笑。父亲来信说，老大不小了，还念什么书，快结婚吧！而且开出了两个很有趣的条件：娶的对象必须是女的，而且要会生小孩。

自1978年至1985年在“台大”医学系修习七载，1984年当实习医师时轮到外科，每人都有开一台盲肠手术的机会，划刀前学长殷殷叮咛：“开刀人人会，手术几人能？”因为开刀只是切开人体、用手术刀剖开就行，手术仰仗手法与技术，境界完全不同。如此隽语，惠我良多。可惜现今外科界强调“开刀速度”、医管重视“开刀台数”，谁在乎手术?

有个同学曾问我，为何在决定选择泌尿科之前就知道自己会走这条路?我反问其所言何以，他提醒我在毕业纪念册上曾写下留言：“山人诊所、SOAP（ Subject, Object, Assessment, Plan）、中西混合、花科专门。S：衣带渐宽终有悔；O：寝汗咬牙恶梦连；A：英雄难过美人关； P：爱惜元气药无益。”

谁能反对“人走的路是上帝的安排”？

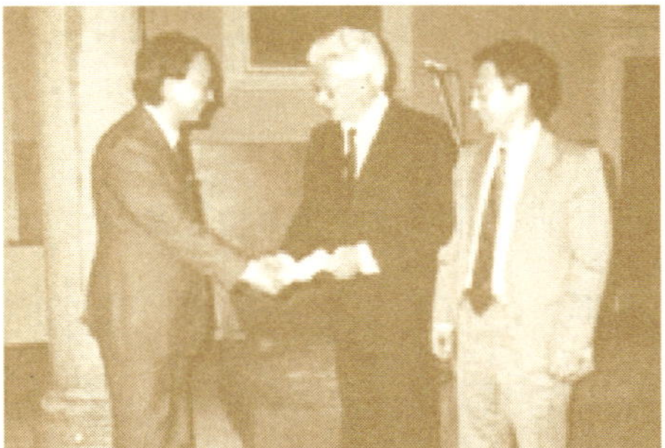
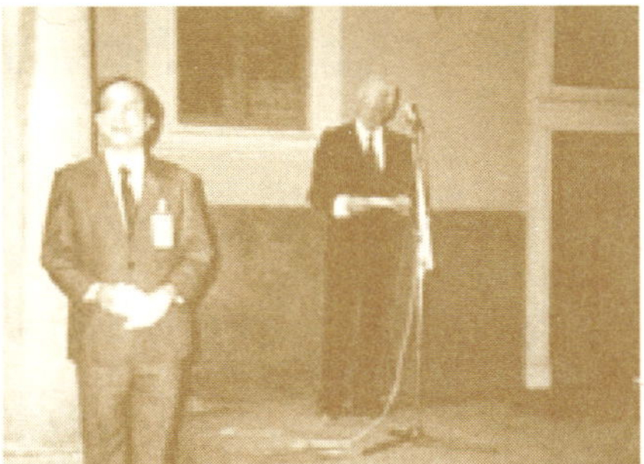

1992年，首度与会意大利米兰第五届“世界阳痿研究医学会”年会，以阴茎白膜的革新论文而得首奖

孤鸟之路

1985年7月起，我初步探索人类阴茎解剖学；1986年6月，成功完成阴茎静脉结扎术8例，8月改良为“阴茎静脉截除术”而获得成功，迄1991年5月接受此术者已达101例。

我顺应台湾社会的公式“寒窗苦读、出国深造、学成归国、服务乡里”，1991年6月负笈医学研究名校美国加州大学旧金山分校（University of California San Francisco，UCSF）深造，为吕福泰教授的门徒、唐那国主任教授（Tanagho EA）门下的泌尿神经学研究员。

吕教授不愧是台湾“嘉义”人，不仅学富五车、“嘉”惠杏林，而且讲究“义”气、为人谦和。感恩他让我趁机延续在台湾进行中的“命根子解剖探索”之旅，结果仅耗时数月即“立竿见影”。1992年我首度参加意大利米兰第五届“世界阳痿研究医学会”年会，即以阴茎白膜的革新论文而得首奖。

蒙吕教授抬爱，1991年6月数次提起UCSF有意留我，提议送出申请表，很快就会取得居留权，“如在此研究三年，举世将邀你演讲”。但我没有接受，决定回台发展。只是回台后却开启一条毁誉参半之路，陷入《孔子家语》中所言“设伎奇器以荡上心者，杀”的深渊。

我独排众议提倡阴茎静脉截除术，乃阴茎静脉渗漏造成阳痿的“釜底抽薪”之妙方，此术虽拯救不少人，但我却饱受同行相忌之累，甚至沦为公敌。百思不解，无语问苍天！

一日，我到郑成功庙静心健身，一路爬山见垃圾成堆，鼓起勇气购买垃圾钳一把，头戴鸭舌帽，开始沿着山坡净山。第三天碰到一个貌似七旬的登山客，他直呼好感动，声称“我也好想这样做，就是拉不下这个脸”。

开始时，数十米即可捡满一个大塑料袋的垃圾，内容包括饮料瓶罐、塑料袋、糖果纸、死狗、卫生纸、用过的安全套……两个月后，心想无论我怎么努力，捡的速度绝对跟不上丢的速度，一度想放弃，但为了平衡自己的心境就继续吧！三个月后，渐渐可以看到越来越多人加入净山的行列。整洁的山，令人心旷神怡，我内心充满喜悦，领悟和尚扫地表示有体力，如能独力领航阴茎重建术，必须感恩上帝奇异的恩典。

参透“电烧”两面刃

我因不能理解为何人人钟情电烧，故心生一探究竟之想，开始查阅各种医学文献，发现936～1013年有位阿拉伯外科医生阿布卡色斯（Abulcasis），他结合了伊斯兰、罗马与印度医学，发展出现代外科的雏形，深深影响了现代医学，被称为“外科之父”，就是他率先以电烧进行动脉止血。

电烧对静脉止血效果更好，难怪外科医者无人能拒绝电烧的魅力!

然而人类命根子构造特殊，海绵体内的海绵窦充血胀大，以致勃起。数十个海绵窦的血液，汇集成较粗的静脉，流经白膜再回体循环，其景象宛如葡萄串：海绵窦是葡萄，静脉是葡萄枝，如向葡萄枝电烧，该串葡萄很难不变成葡萄干。“葡萄干不会蓄汁、海绵窦不会充血”理所当然，因此与勃起息息相关的阴茎静脉，如何挨得起电烧？阴茎从松软变成勃起状态，动脉进血流速瞬间提高30~40倍之多，这种魔术般的勃起功能，先决条件是海绵窦富有水球般的弹性，窦壁如被电烧灼伤变硬，海绵窦弹性如何不丧失？勃起能力怎不“杠龟”？被废武功可谓在劫难逃。

了解电烧对阴茎静脉及海绵窦的致命伤害，让我进一步自勉：“应讲究手术的技艺，拒绝电刀当利器”。

因此，1985年6月，我在“台大”骨科侯胜茂老师的实验室时，侯教授应我的需求提供小白鼠为练习手术技巧之用。当时教案根据的是侯教授由美国杜克大学（Duke University）带回来的显微技巧练习手册，这手册真不愧是武功秘笈，让我如获至宝。

手术练习以二十几只老鼠为对象。闭室“乐”练的过程中，每日9小时显微训练，尽管手戴手套、鼻戴口罩，但是嗅觉难免得承受老鼠体味的长时间刺激，浸淫的结果居然是9小时毫无饥饿感，因为没有食欲，所以连续28天没吃午餐，真可谓“三餐不继”。

练习期间，不论小白鼠命根子如何出血，我坚持不用电烧，最后

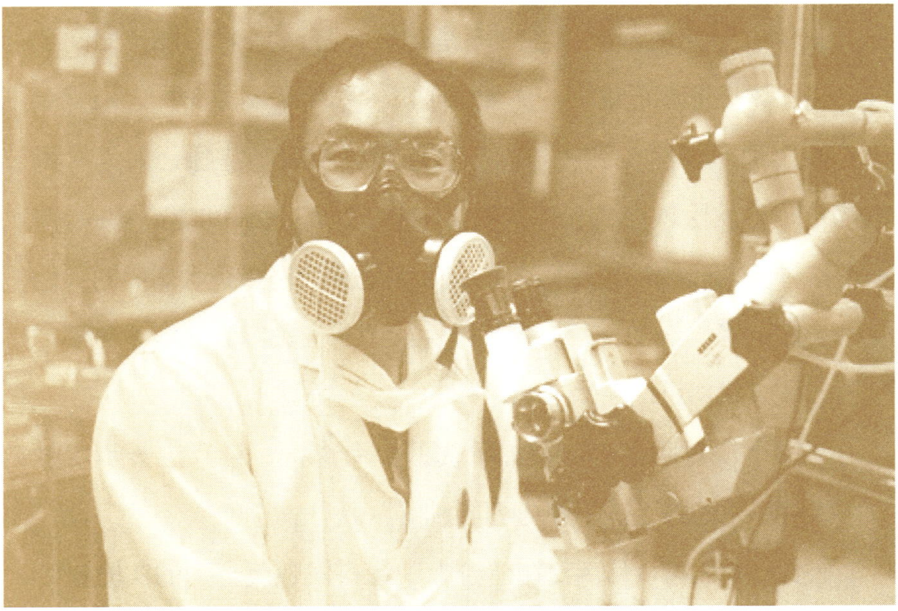

尽管戴着口罩，仍不免受老鼠体味影响而没有食欲

果然练就妥善应付出血的技巧。再将此技巧应用到比小白鼠阴茎大20倍的人类器官上，立刻感到无往不利。

显微手术是执行阴茎静脉截除术的先决能力，若未经此训练即直接对病人施术，必然面临模糊视线的出血，医者只能以救急的办法来招架眼前的烫手山芋，慌忙应用电烧止血，无暇顾虑术后的严重后果，最终烧坏命根子。如此岂非饮鸩止渴？

显微外科缝合术（Microsurgical Suturing Techniques）

♂ 指在显微镜下，应用特别的显微外科工具，进行分离、移植、切除、磨开、吻合和连接等细微操作的统称。手术者和助手必须经过高度的专业训练，熟知血管、神经走向和位置等的显微解剖学，熟练掌握显微镜和显微器材的性能和操作技能，使人体正常的功能在手术过程损伤中减低到最小限度。

阴茎静脉截除术的成功与论战

1986年，我开始研发阴茎静脉截除术，个人认为此手术若能成功，又能拒绝不可逆的并发症，远比任何药物优秀。迄八月，获得成功。1988年更采用针灸术辅助局部麻醉门诊治疗，不仅能确保病人生命安全无虞，而且适合大多数病人，还能治本！

尽管欧美各家静脉手术方法，如当时预期，在争议与怀疑声浪中终被唾弃，经我们广大同仁长期追踪研发的治疗法，结果不但效果佳，且能一劳永逸，这种“同名异法”的手术，成绩斐然。这样有效又安全的手术，如继续被误解，甚至被放弃，岂不可惜?

1993年我着手研究开发并改良阴茎静脉截除术的必备器械，1999年5月因临床病人之检讨，而有阴茎静脉解剖学的新发现；2003年5月阴茎静脉解剖学的完整版在美国《男性学杂志》（*Journal of Andrology*）刊载；迄2008年10月为止，收治中外专家手术过的病人16人之论文，以及直接接受“台湾妙方”治疗的成绩，一同出现在美国《男性学杂志》，而且“手术蓝本”荣膺封面。

但种种殊荣，并没有让阴茎静脉截除手术大放异彩，反倒是引来更多的争议。

1996年美国泌尿科医学会的回顾文献，发现花费两万美元、必须全身麻醉的阴茎静脉结扎术“效果短暂好、两年内必倒”，因为血管会再生，所以美国泌尿医界制定的“临床指南”指出：阴茎血管手术效果不佳，病人甚至必须冒着阴茎麻木与变形的风险，为顾及“正义”，建议不宜再进行此术！

从此，阴茎静脉手术顿时摇身一变，成为人人喊打的过街老鼠。欧美医界有人义愤填膺，甚至直指阴茎静脉手术是“伪手术”（Sham Operation）。众所周知，“伪钻石”是商界“奸商”用来骗钱的，同理果然医界也有“奸医”？

2006年，世界性医学研究协会在埃及开罗举办的世界大会蓄意进一步为“临床指南”背书，险些是“雅尔塔密约”（Yalta Agreement）的翻版；安排数个月的辩论题目为“从事性医学的临床医师应否执行相关外科手术”。

本题目的“司马昭之心，人尽皆知”，是充满阴谋的题目。其实“项庄舞剑，意不在酒”，目的在于让举世放弃阴茎静脉手术。而尽管该辩论题目已被“昭告”天下数月，在大会开会前两天，却因我早一日电传本团队的论文15篇而临时取消该议题的辩论。然而“台湾妙方”仍是秘方，因为还没有其他人复制成功，但已足以促成来年的美国泌尿科医学会年会，将该手术法拉回实验性。试想，如果背书成真，阴茎静脉手术只好移民外层空间图存。

1996年有位28岁的白人病人，历经6年，看过很多欧美权威的泌尿科医师，一致被诊断成心因性阳痿，但接受我的医治后从此痊愈，证明他是静脉渗漏病人。他曾愤愤不平地表示，“那些名医不能治疗我的病就算了，还一致地断定我属于不勇敢的心因性阳痿？结果证明

无能（Impotence）的是他们！”（编者按：英文阳痿与无能同字）

他向我提问有什么方法可以区分是静脉问题还是心理病因呢？经此提问，促成我决心进一步研究，2008年以冰冻3个月之解剖体进行实验，证实“阴茎静脉”是勃起的超级主角。

2009年12月，世界性医学亚太分会的年会在新加坡举行，经由该论文的发表，与会者以前无不认定“台湾妙方”与学理相抵触，是不可行的，经此全部改口，直指“静脉截除手术”学理可以施行，唯难度太大。该文《阴茎静脉是勃起的决定者：往生人体解冻后的流体实

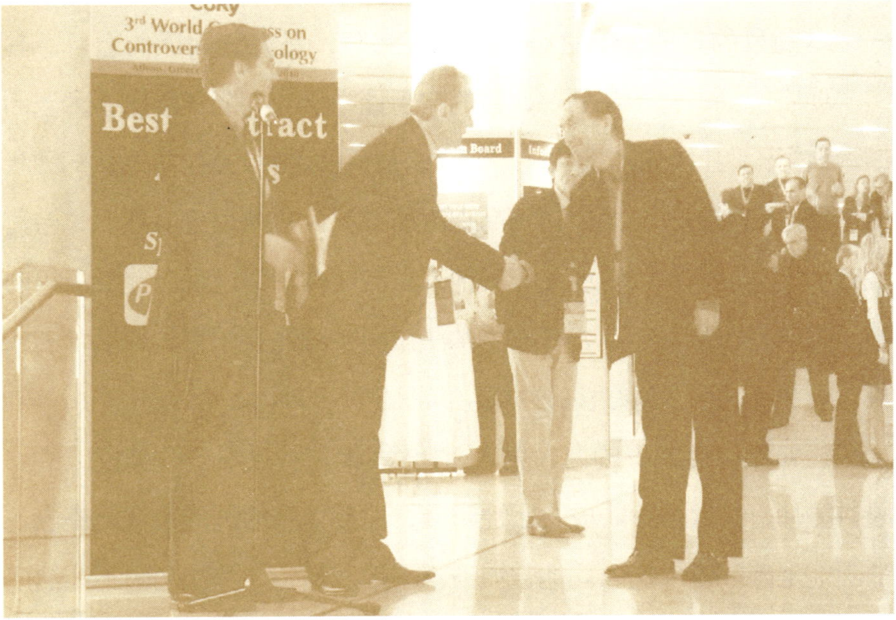

2010年2月在雅典举办的“世界第三届泌尿学争论议题讨论大会”上获奖，接受表扬

验证据》，于2010年2月在雅典举办的“世界第三届泌尿学争论议题讨论大会”（Controversies in Urology）上获奖，澳大利亚、挪威、比利时、希腊的病人异口同声说，我能在此性质的世界大会得奖，是“得其所哉”！该论文2012年5月已被《男性学杂志》接受刊登。

是助人还是害人、害己？

2010年4月，美国纽泽西名外科医师邹尔（Joel L. Marmar）提及，本手术是现今外科学唯一能让阳痿病人受益的方法，但还得更多医师能施此术，才能竟其功。

其实本手术形同走钢索，传统的外科方法相当于走独木桥，所以如果有意执行该项手术者，必须先经由小白鼠之类的小动物，练习具备显微操作的技巧之后，才有机会进行这般超高难度的手术。本手术就如同修护手表，而且是会出血的手表，怎能仰赖汽车修理厂的器械与修护概念？

但只要练就初阶功夫，确定手法无虞，接着用手术显微镜以2~3个月的时间，完成命根子微细构造拆解，即能进行本手术。此进阶过程异常重要，经此解剖过程，术者即知只能截除静脉，不能伤害到无辜的神经、动脉、白膜，否则必定拷贝欧美医师“麻木不仁”“阴茎变形”之惨剧。好比拆解一栋大楼，完全了解其构造之后，再去修另一栋构造相同大楼的漏水时，就不会把电视、电话及空调的电路无辜破坏掉。

回首前尘，往事历历在目。

忆及1992年4月毅然回台，11月到台安医院服务，草创泌尿科，尽管临床业务繁重，却无法抗拒自身对基础医学的研究兴趣。当时兼任“台湾大学”医学院解剖学暨细胞生物学科讲师，学生实习过的命根子，对我来说可是无价之宝，每年10支不等，我常以保鲜盒收藏，放置于汽车行李厢，有空就拿出来以显微镜剖析，幸好未曾被交警临检，否则就很难解释了。当时还有泌尿界好友提醒，记得物归原主，以免原主到另一世界要用时找不到，我一时语塞，却很尊敬他的医者仁心。

而内人则怜我如“千山万水我独行”的苦行僧，她苦口婆心劝说：“以你在一般泌尿科学的能力，好好在一个医院为一般病人服务，绝不会让同行某些人那么讨厌你，而且这样一天到晚在帮那些色鬼，对吗？”但我想到那些病人，想从“黑色人生”变“多彩多姿”，我摇摇头对她说：“那是你先生还好，你才这样说，如果你先生不行了，你会改变台词的。”

没想到，我亲大姐的二女儿，其夫婿接受“阴茎静脉截除术”，如胶似漆十年后，不仅丈夫变前夫，而且很快就变成别人的先生。从此内人警语常绕我心，老是有“行这么个医，是做好事还是坏事”的大疑问。

有位当院长的学弟，听到我简述这种种内心挣扎，他开朗质问：“你是修车的，管人家车子怎么开？”是的，裁判的角色应归上帝才对。

有时候病人喜欢诉苦，陈述妻妾一箩筐，倒让人怀疑那是炫耀；政界达官受术者众，知悉其隐私太多，假如时光倒退一世纪，我这样的医生恐沦为病人“杀人灭口”的对象；更有超爱表现的病人，不只现身说法，连现“根”说法都敢。

这些点点滴滴，委实剪不断理还乱。也因为执行阴茎静脉截除术的难度超高、手术超辛苦，我曾因过度操劳，造成颜面神经麻痹，又错失康复的黄金期，迄今未能完全复原；除了感恩同道帮助治疗，也非常感谢整脊推拿师傅，加上患病两年期间自己往脸部扎针上千支，痊愈程度还算差强人意。

回顾自1986年起，接受过阴茎静脉截除术者已逾3 000例，虽然一路走来，始终如一，在恩师王经纶、蔡崇璋、吕福泰等教授个别的准许与指引之下，亦发现医学上的新知（如“阴茎白膜三度空间的构造”“电烧对阴茎海绵体的伤害”“阴茎静脉与肌肉解剖学”等），但仍不能免除颠簸而行的苦楚，实非一言可喻。

以身试法，为自己开刀

其实我并非一直毅然而行，前后共有6次兴起放弃这项手术的念头。但屡次总有上帝巧妙的安排，促使我回心转意，最奇妙的事发生在2004年。

也许因为外科站台过度，我自1991年起即受左侧精索静脉曲张之苦，每当工作疲惫时，左边睾丸便感觉持续被掐痛，射精后这样的感受更强烈，真是先甘后苦，但此症状并无任何医学文献提起。

因我自1987年起，即以局部麻醉为百例病人施行“内精索静脉高位结扎术”（后面有专章介绍），故认定仅需门诊治疗即可。于是1993年2月自行开车到院，请好友为我施术，要求局部麻醉，但好友采用标准的全身麻醉，23分钟即竟全功。待我苏醒后企图爬起来，剧痛攻心，只好躺平接受一剂镇痛剂；感谢杨雪卿护理师整夜的照料，30小时后才硬撑着开车回家。

结果果然术到病除！可惜一年后症状故态复萌。

当时，我以局部麻醉施术的病人已达400例，而且少见复发，因此坚信内精索静脉高位结扎术是唯一治本之道。故央请共同参与手术13例的另一好友，于2000年秋为我局部麻醉施术。这次费时四个半小时，只是品尝了上刑场的滋味后，结果未觉改善。

精索静脉曲张（Varicocele）

♂ 任何男性均有可能罹患，是指男性阴囊内的静脉出现肿胀，造成阴囊内的温度升高，影响睾丸的发育，导致精虫的数量及活动力明显下降，严重者可导致睾丸萎缩及不育等问题。男性不育的原因中，有20%~40%是由此引起的。

我无视于前两次手术留下的梦魇，坚持努力寻求治疗，但同行医师无人慨允我诚挚的请求。我想，“坐以待毙”不如“自力救济”！因为未曾有教人DIY手术的教材，虽无十分把握，自忖“反正开死自己，自我负责到底”！

2004年6月18日晚上，我电请王珠助理协助，隔日11时，忍痛DIY局部麻醉后5分钟下刀，目标是进入鼠蹊腔外口的精索，预期奋斗30分钟，结果3分钟即揪出精索；暂时按捺欣喜之情，结扎静脉11条，条条滞留黑褐积血，王珠助理见状，直呼难怪症状恼人。两个半小时后，手术完成，只有压低两个半小时的脖子，有万般不能拒绝的酸痛。

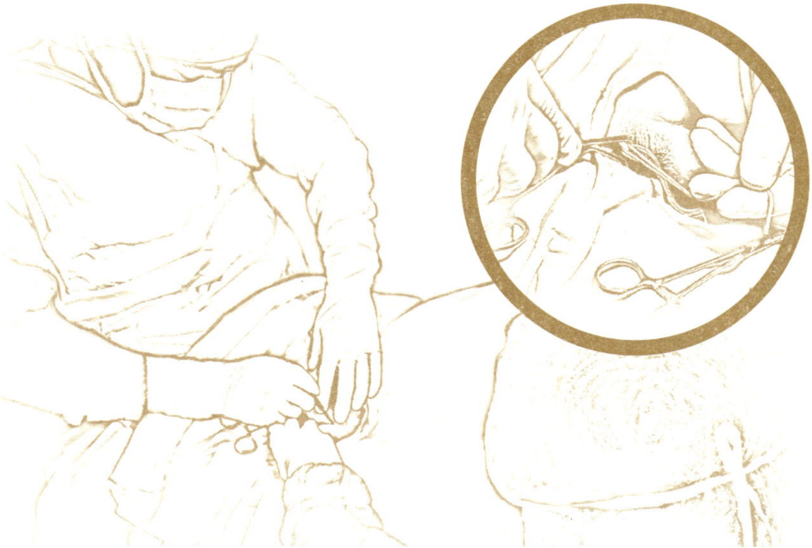

2008年3月9日为自己二度划刀，施行内精索静脉结扎术。右侧是技能很令人信赖的王珠助理

下午二点三十分午餐时，但见王珠笑得灿烂，我问：“为何今晨表情紧绷、满脸疲态？”

“其实我从接获您的电话，整晚就没睡好，早上也很紧张。”

“你怕我昏倒是吗？”我反问。她点点头。

台湾唯一犹太教牧师艾恩宏博士（E.F. Einhorn）知悉此事，认为以西方人的观点，这是典型的英雄事迹，不断要我留下医学记录。

2008年3月9日，我又着手DIY右侧精索的手术，除了解除轻微的精索静脉曲张，也顺便摘掉以前输精管结扎时留下来被碰击会疼痛不堪的肉芽瘤。

可喜除了术到病除外，最大的收获是内人宣称往后完全支持我，迄今未再发任何要我放弃之论，更让我深信同属血管手术的阴茎静脉截除术应更管用，因为阴茎海绵体如无静脉渗漏，是全身最适合“帕斯卡定律”的器官。

经此DIY手术，女儿戏称我是“怪医黑杰克”。只是抱歉之至，个人只有“怪衣黑夹克”一件，可为白袍遮掩不纯洁的一面，并加以发扬光大。友人则封我为“革命家”，说是“革”新“命”根子的专“家”，而我只祈祷这桩革命能让人类得益。

鼠蹊腔（Inguinal）

♂ 又称腹股沟管，位于腹股沟韧带内侧上方，为腹前外侧壁三层扁肌之间的肌筋膜裂隙，有四壁两口，前壁为腹外斜肌腱膜和部分腹内斜肌，是向睾丸输送血液和连接神经的通路。

“台湾妙方”需要传承

从1985年涉足阳痿领域，来年开始阴茎静脉截除术的临床应用，起先当然认同举世主流的解剖学教本，更依循欧美各种手术的规范，但病人却有一连串教科书无法解惑的问题，以及违背共识的术后反应。

“余岂好疑哉？余不得已也！”因此促使我数度来回于基础医学与临床应用医学之间，历时20年终于定谳，两者相互强化。但我这些论述、观点与临床应用，却不断遭到质疑。

回顾1987年迄今，台湾医师数十人（看一次就自己尝试，受术者不堪那一次），以及韩国、泰国、加拿大、瑞典、希腊、澳大利亚医者见识之后，尤其亚洲医师信誓旦旦，希回国一展身手，但想当然尔全栽跟斗，迄今未获响应。

2003年3月嘉义长庚医院一位既高又帅的林医师，对“台湾妙方”很感兴趣，观看2小时后，他认为不可思议：“就算手术效果不像你们报告那么好，局部麻醉注射一次能撑数小时，已颠覆传统。尤其进入泌尿科领域时，老师们一再警告，肾上腺素忌用于阴茎的局部麻醉，否则会组织坏死，为何您还使用？”

“我已用过数千例，不成问题，麻醉学1999年也有支持的研究报告。所以，是不是泌尿界该改？”我回答。

他再问：“外科训练过程中，都教我们离血管越远越好，如不幸弄伤血管，就以电刀侍候，为何您却直捣静脉？”

我的回答是：“不入虎穴焉得虎子，成功与否在乎功力。”

2006年国家地理频道宣称：前线扫雷机器兵，可望在25年后诞生。我也有感于此术未能薪尽火传，因此前往欧美寻找机器人，期待对本术有直接帮助，却两年徒劳无功。失望之际，2007年在国外知悉谢政兴医师已能独立施术，温柏桦医师也有进展，让人额手称庆，“孤鸟一只终有邻”。

忆及我的背景，从小的庭训“虚怀若谷”，囡仔有耳无嘴，因此培养出毫无演说能力，却能容忍“劳苦有份、行赏无缘”的个性。这份虚怀，虽不合时宜，却有益于男性功能重建手术的精益求精；而严格军训培养出来的毅力，亦惠我良多，诚然“六年修飞机，五年工业区，改行修鸡鸡，才有此成绩”。

也感谢西方学者，经过医学史悠久的男性学研究，奠立坚强的医学基础之际，却为命根子的构造“不小心”留下些许破绽，让我有机会改良，进而开发出阴茎静脉截除术。还要感谢中华老祖宗的针灸术，才能确保病人的生命安全与门诊治疗。

男性学（Andrology）

♂ 专门研究男性生殖活动的一门新兴学科，是当代医学科学中亟待开发的重要领域之一。这个术语最早出现于1951年，随后欧美许多国家和地区成立男性生殖生理研究室，还有一些医院专门开设了诊治男性不育的门诊，专治有关男性不育和生育调控、性功能障碍、性器官疾病、性传播疾病等。

更感谢众多的“雄风再造”者，所谓“病人频频点小头、同行喜欢摇大头”（虽说“看小头欢欣鼓舞、瞧大头必然头大”）！也感激上帝“奇异恩典”的引领，让我先有机械与工程的背景，再走入外科医学，同时提供我勇往直前的动力，让我顽固地坚持孤独路线，投入男性医学，使我这“台湾妙方”能百尺竿头，更进一步。

CH.4

鸟发现

揭晓命根子的八个谜底

人类的阴茎外观单纯，虽然不是个体生命的重要枢纽，却不愧是传宗接代的必需配备。终其一生，本器官可能是男性全身最受关爱的部门，肩负尿尿与性交的双重功能。天生外露，无人想象其内部构造暗藏玄机，医学文献的描述称得上简单，人们携带终身，运筹帷幄，就是不知宗堂之妙，果真“知难行易”？

“远程韧带”的发现与命名

最近数十年，人类在勃起功能的病理生理学有显著的进展；据此发展出来治疗阳痿的方法，更让很多学者引以自豪。然而这些进展都是根据上述教科书所描述的解剖内容为基础的，这是铁律吗？在我们日常医患互动的过程中，有些引人深思的现象也可诱发我们思考：教科书的内容是否有改进空间？

唯有医者认真对待病人的问题，才可能找出真正答案。

1985年10月，一位28岁病人来求诊，他瘦高的帅貌，搭配忧郁的表情，令人有“玉树临风、摇摇欲坠”之感。他自述深受阳痿困扰7年，因隐疾遍寻名医，洗澡时，想对不争气的小弟弟一探究竟，故由尿道口往阴茎干的方向触压“自摸一把”，没想到感触到一个坚硬凸起物。这个情形等同孩童时，即将长出牙齿的牙龈，因为痒痒的感觉，而将指头伸入口内探触到硬物的经验。某肿瘤医师怀疑是癌物，建议其找泌尿专科医师求证，他忐忑不安，询问龟头内该物是否为“阴茎癌”？

我赶紧以诊间挂图辅助说明，我俩看图上“龟头内纯粹由海绵窦组成”的图示，等于为此君确诊。他绝望之情溢于言表，声称：如患阴茎癌，是否该“断尾求生”、去“祸根”保命？而人生只剩黑白，夫复何求？他悻悻然离去，“别时容易见时难”，从此不再遇见，此景却迄今盘旋我心。

后来我门诊如厕，模仿该病人自摸，惊讶自己也有此物，我自信该物是正常构造，因此质疑诊间来自教科书的挂图未必正确。我将本问题请教科内老师，英雄所见略同，不能解惑，因此展开我查询医书之旅，结果翻遍世界各国版本，说法统一，都说“龟头内纯粹由海绵窦组成”。

我并未放弃寻求答案。1991年负笈美国加州大学旧金山分校，在泌尿神经部当研究员，就趁机请教大学中名扬世界、著作流行各国的泌尿学、解剖学的权威作者，但依然皆无所获。最后，好不容易在实验室中埋首钻研数月，终于独自揭晓这个人类的正常构造，并命名为“远程韧带”。

因为不论解剖的位置或组织学的成分，本构造均等同于较低等哺乳动物（如鼠、狗）命根子中的骨头（Baculum,Os Penis）；其于龟头的角色，就宛如圣诞树中的树干或雨伞的骨干，是白膜“外纵层”的延伸物，用来支撑并稳定龟头。

此事让我深深领悟，被男性视为象征的阴茎，构造奥妙无比，历来医学界并未正确理解及描述。

病理生理学（Pathophysiology）

♂ 结合了病理学和生理学的一门较新的医学科目，专门研究疾病发生、发展及其规律的科学。

“白膜”其实有两层

同时，历经如拆解飞机引擎般的抽丝剥茧过程，利用手术显微镜、光学显微镜、扫描式与穿透式电子显微镜、特殊染色搭配偏光光学显微镜的研究，发现阴茎海绵体的白膜其实是由内环层及外纵层所构成。

这种双层的结构简直像单车内胎、外胎的设计一样，内胎360°负责包住空气；外胎负责产生强度，故与地面直接接触，300° 包抄，让出60° 以卡住轮框。同样的，白膜的内环层负责容纳血液，360° 围住阴茎海绵体，外纵层承受勃起的强度，300° 包抄，让出60° 以卡住尿道海绵体，其构造之相似，简直是“山寨版”。

白膜的基本组成单位是“胶原纤维束”（Collagen Bundle）。其外纵层由3～9个较大的胶原纤维束构成，可视同骨骼肌的延伸物，宛如指头的韧带，因“耻骨海绵体肌”的加入而变厚，在1～11点钟方位形成“背厚区”（Dorsal Thickening），背厚区往龟头延伸而形成“远程韧带”。这是个不可或缺的构造物，却被医学文献完全忽略。其实有了此结构，龟头才挨得起性交的冲击力，使勃起的阴茎干贯彻强韧，抵达尿道口；也因为能支撑龟头部，串联“海绵窦”以保护尿道口的畅通，否则射精即无法“货畅其流”。如果没有这个结构，就像有伞顶无伞干，很难经得住风吹雨淋。

外纵层因“尿道海绵体肌”的加入，分别在5点钟及7点钟方位各形成“腹厚区”（Ventral Thickening）。腹厚区形同河川的两岸，容许触摸辨识；但在5～7点钟的腹侧面（与尿道海绵体交界处），则根本不存在，所以坚硬勃起的阴茎才不会压迫尿道。

内环层则由2～6个较袖珍的胶原纤维束构成，在2点钟及10点钟方向，分别往6点钟位置形成“海绵体内梁”（Intracavernosal Pillars），扩散分布而穿入海绵窦壁中，以强化不完全的“中隔”（Median Septum），与弹性纤维、平滑肌交织成富有包容性的海绵窦。这种三度空间的奇妙结构，造就具有如表演魔术能力般的神奇器官。

在阴茎悬垂部分，中隔不完全，在背侧特别明显，亦即两个阴茎海绵体可自由交通，往阴茎根部渐渐形成完全中隔，所以中隔的完全度与海绵体内梁的数量相反，造就阴茎越靠近龟头部，越有膨胀的能力。

尿道海绵体的白膜是由纤细的胶原纤维束环列而成，宛如弹指可破的薄纱，不但没有外纵层，也缺乏海绵体内梁，所以勃起时不会有足以阻碍射精的硬度，触摸起来也没有阴茎海绵体白膜那种厚实的感觉。

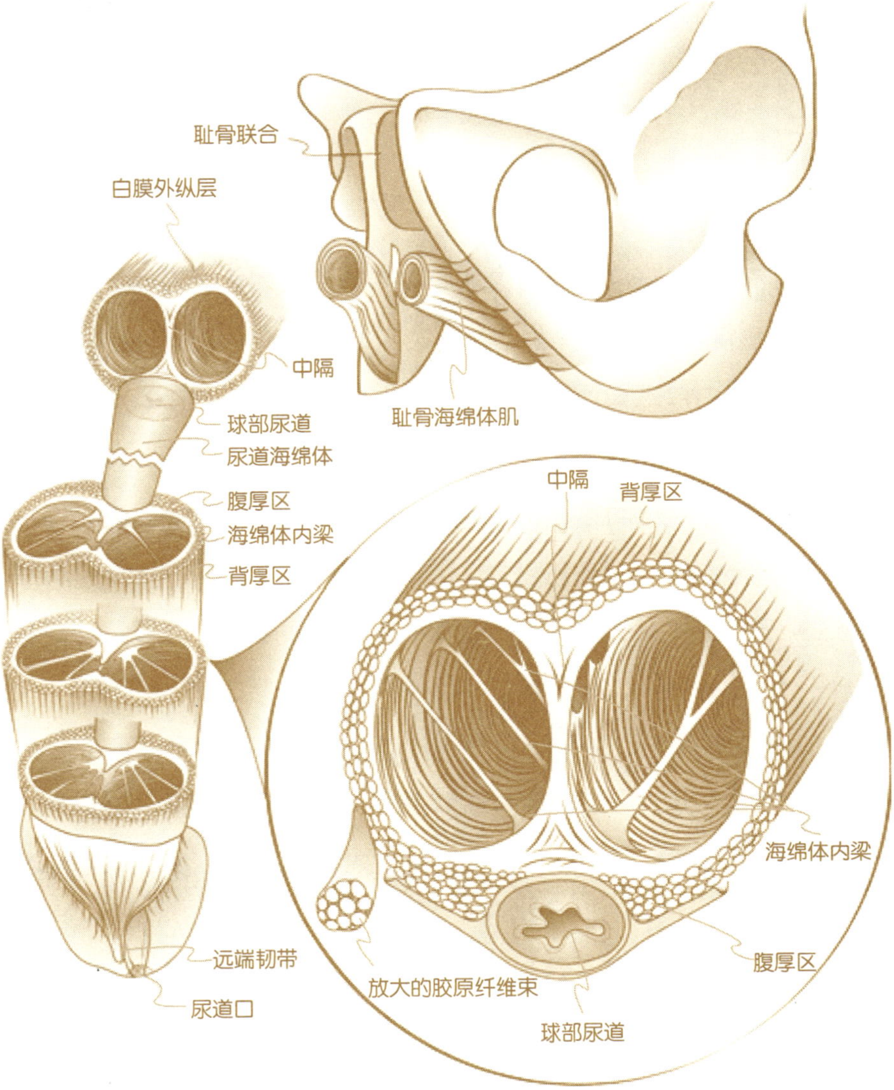

阴茎海绵体的白膜结构三度空间描绘图

阴茎海绵体的白膜是双层的，有内环层与外纵层。内环层与海绵体内梁包围并支撑海绵体；外纵层宛如肌肉的韧带，纵向排列，围住内环层，但在5~7点钟与尿道海绵体交界的方位阙如，背侧的胶原纤维束则往龟头内部延伸，在尿道的12点钟方位形成强韧的远程韧带。中隔在阴茎悬垂部，其背侧特别不完全，但在趋近阴茎根部，则渐形完全，再一分为二变成两侧阴茎脚，没入耻骨海绵体肌中。

发现“海绵体内梁”

公认阴茎海绵体是海绵窦的集合体，由白膜围住，果真如此吗？1991年，我在UCSF实验室以显微镜拆解命根子时，先细微拆除海绵窦，进行时在海绵体较中间处，喜遇如象牙的白色柱状物，将其当指标，往白膜的方向继续“扫除”海绵窦的精密工程，发现此结构越来越像1985年我做老鼠实验中显微镜下的气管，而且越接近白膜，此构造的直径越粗，贴近白膜处更有如榕树干盘踞地表的造型，均起始于海绵体的2或10点钟方位，一律往6点钟方向固定，像极了单车轮框的强化梁，所以名为“海绵体内梁”（Intracavernosal Pillars）。

海绵窦有三种

过去解剖学中，对人类阴茎中骨骼肌和平滑肌的关系尚未完全描述，也对海绵窦有所误解，但我们都已厘清——平滑肌出现于海绵窦壁及动静脉血管壁中，而海绵窦却出现于阴茎海绵体、尿道海绵体及龟头部。

以往教科书公认龟头部的海绵窦是尿道海绵体的延伸，亦即两者的海绵窦是“同卵双胞胎”。但经组织学微细的分析，发现龟头部的海绵窦不仅块头特大，其窦壁内胶原纤维与弹性纤维也最粗大，难怪膨胀系数特别大，这是受得住冲击力的基本条件，与尿道海绵体的海绵窦不同，因此命根子中阴茎海绵体、尿道海绵体及龟头部，各自拥有专一结构的海绵窦，以应付不同的需求，所以在阴茎中海绵窦是典型的“三国鼎立”，而非教科书向来认定的“两国瓜分”。

骨骼肌性质的组织包括耻骨海绵体肌、尿道海绵体肌及其延伸物白膜。白膜因应各部生理功能所需而有不同的排列与厚度，亦即在阴茎海绵体中，两块骨骼肌及内环外纵双层结构的白膜，完全围住主要由平滑肌组成的阴茎海绵体，形成人体中全身最适用帕斯卡定律的环境，此处是能屈能伸大丈夫的“机关重地”。

相对地，环绕尿道海绵体的白膜，微薄如纱而已，层次单一、环形走向，天生不会硬，可证白膜外纵层是让阴茎能硬的“军事要塞”。尿道海绵体肌仅在“球部尿道”包围住尿道海绵体，因为不论海绵窦如何充血，尿道海绵体均能处变不惊，绝对不随阴茎海绵体硬起来，照样温柔可亲。因此在阴茎勃起状态，是由尿道海绵体肌努力阵阵挤压尿道海绵体，活像挤油壶的双掌，展开一波波射精动作，合乎“一吐为快、多吐销魂”的境界。

耻骨海绵体肌（Ischiocavernosus Muscle）

♂ 阴茎脚外围包覆着耻骨海绵体肌，是一种骨骼肌。两侧耻骨海绵体肌起于耻骨，覆盖于海绵体腹侧面，受背神经分支的支配，当阴茎勃起时耻骨海绵体肌收缩，可以增加海绵体内压。

尿道海绵体肌（Bulbospongiosus Muscle）

♂ 一种骨骼肌。男性射精时，围绕尿道球部的尿道海绵体肌会形成强烈收缩，使精液有节奏地射出。

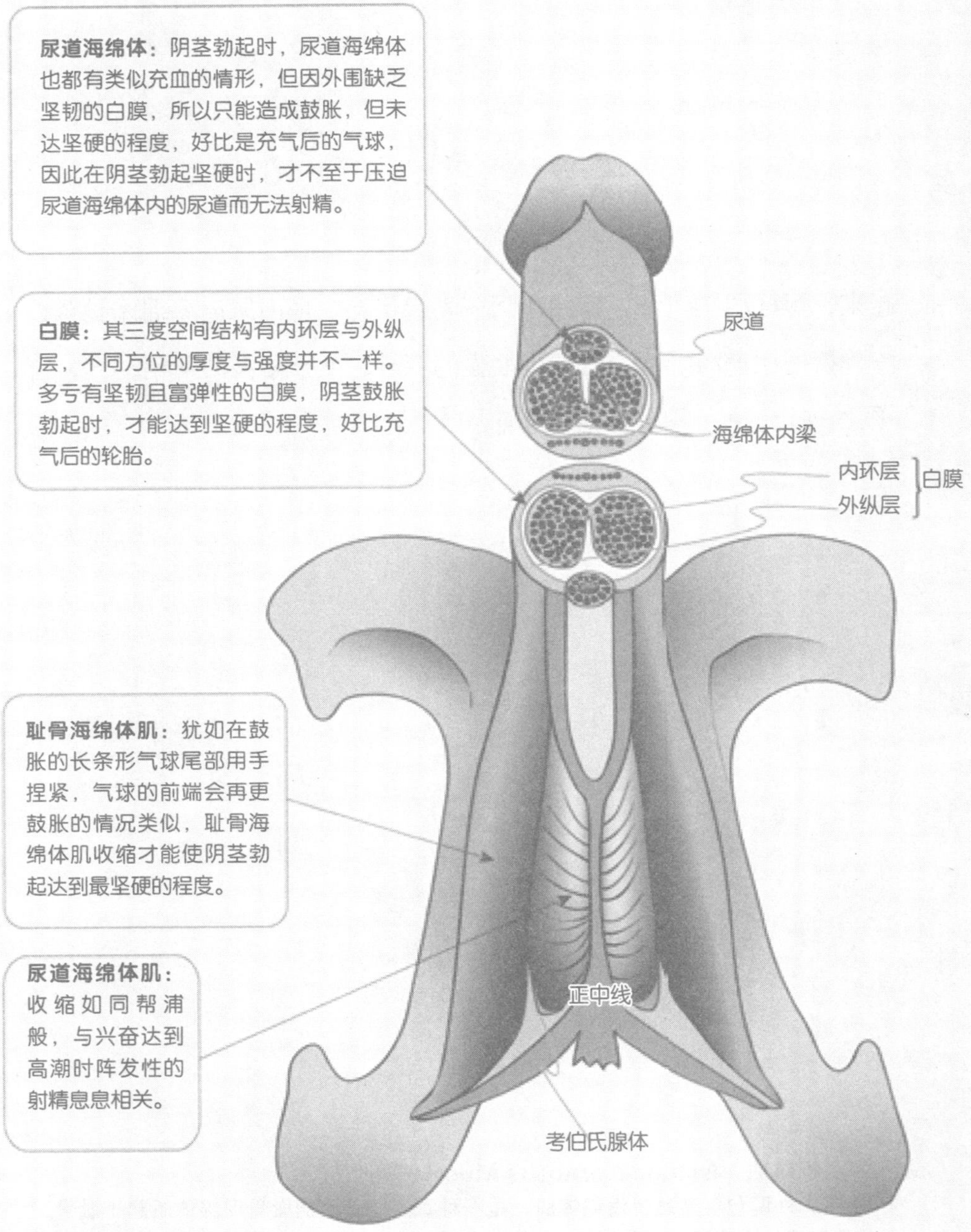

人类阴茎骨骼肌和平滑肌的关系描绘图

阴茎有两支阴茎海绵体及一支尿道海绵体，后者前接龟头，内含尿道，后续前列腺。阴茎海绵体、尿道海绵体与龟头分别有独特的海绵窦，窦壁的主要成分是平滑肌。而层层围住阴茎海绵体的白膜，有各含纤维束的内环层与外纵层。内环层完全包围住阴茎海绵体，往内的延伸物海绵体内梁与中隔协力强化支撑海绵窦；外纵层往龟头延伸并集聚于尿道12点钟方位，此即远程韧带；在近端尿道海绵体被尿道海绵体肌所夹持，而阴茎根部则被耻骨海绵体肌所包围，都属于骨骼肌系统的构造

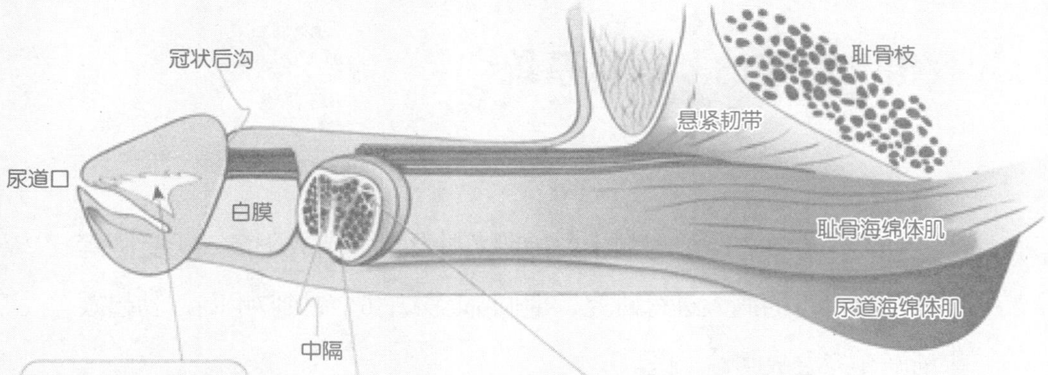

远端韧带：宛如支撑雨伞的伞柄及小伞骨，使龟头稳固，不会任意扭转滑动。

海绵体内梁：类似支撑飞机机翼的翼梁，作为阴茎海绵体骨架的一部分，增加阴茎勃起时的硬度。

阴茎海绵体：外有坚韧白膜，内有海绵窦。阴茎勃起时，血液经由阴茎动脉流入，造成阴茎海绵体内充血，同时压迫住阴茎静脉，让血液不会流出阴茎海绵体，才能达到阴茎长度及周径都增加的坚挺雄姿。

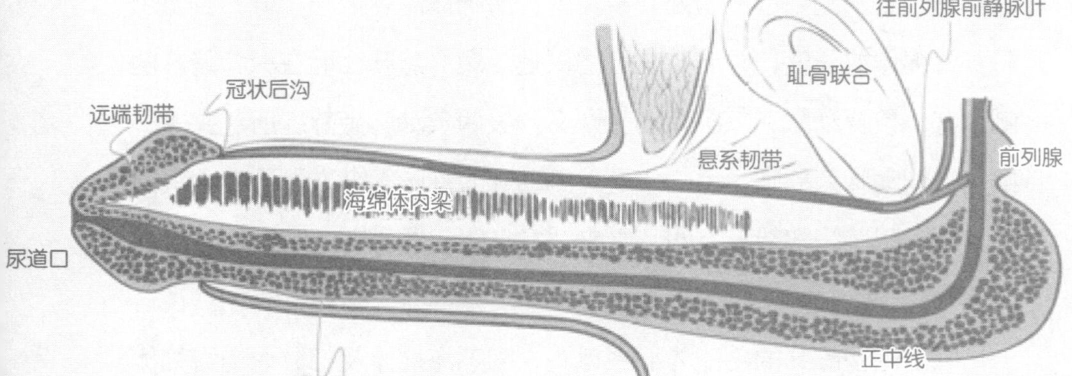

（谢政与医师图说导览）

找出“完整的”静脉系统

1999年春季，我们对数十位因阴茎静脉渗漏造成阳痿、接受阴茎静脉截除手术的病人进行研究，他们都因术后6个月到7年间，勃起效果渐渐变差之故回诊求医。

为了解原因，我们再次进行可以看清楚阴茎静脉系统的“阴茎海绵体摄影检查”，却看到若干解剖教科书上从未曾描述过的静脉，这项意外的发现，激起我们在人体上求证的动机。

在进行反复解剖及临床摄影检查，甚至在扫描式与穿透式电子显微镜的辅助下，证实阴茎静脉比原来医学想象的更加复杂，除了传统解剖教科书所描述的深背静脉系统外，还有我们团队小组发现后并命名的“海绵体静脉”及“动脉旁静脉”两组系统。

深背静脉系统位于阴茎背侧正中间，海绵体静脉系统则位于深背静脉左、右两侧贴近白膜处。事实上，海绵体静脉很长，分布到整个阴茎海绵体的长度，并非传统所述仅是短短的静脉。而在深背静脉两侧各有一条背动脉，每条背动脉则又各被两条动脉旁静脉所包夹（一条是内侧动脉旁静脉，另一条是外侧动脉旁静脉）。亦即阴茎中段静脉有七，阴茎门部静脉有四，看来“赏鸟路线非四即七，殊非古今共识唯一”。

以上这些静脉的功能为汇聚龟头、阴茎海绵体及部分尿道海绵体的血液，回到体内循环系统。

但历来欧美在施行阴茎静脉截除手术时，只是截除阴茎深背静脉系统而已，却未一网打尽其余的静脉系统。这些未被截除的静脉，将很快渐渐鼓胀成为阴茎静脉渗漏的另一来源，影响病人的勃起功能。因此也可以了解，为何盛行于20世纪90年代的欧美阴茎静脉手术，后来因术后效果不佳而被弃如敝屣。

许多人认为，阴茎静脉截除后，静脉很容易再生，又变成静脉渗漏的根源，做了截除手术也是白做；1996年美国泌尿科医学会的“临床指南”于是建议阴茎静脉手术不宜常规采用，推翻原来公认静脉因素是导致阳痿重要原因的理论。然而，这是因为以前的解剖学对阴茎静脉系统描述不够详尽，手术时许多静脉未被截除而残留下来，反倒误认为阴茎静脉会再生。

看看人体组织其他的静脉手术，如痔疮静脉手术、精索静脉曲张手术，以及腿部静脉曲张手术等，早已普遍施行，而且嘉惠众多病人，何以阴茎静脉手术反而不适用呢?

我们认为，此一发现使得阳痿的治疗出现新希望，或者应该说是重新诠释阴茎静脉手术，使其更臻完美。最后，要注意的是，阴茎静脉截除后，血液的回流改经由尿道海绵体及浅背静脉，再汇入体内

球部尿道（Bulbar Urethra）

♂ 为尿道海绵体后端的膨大部分，位于两侧阴茎脚之间。球部尿道毁伤是泌尿外科常见疾病，常发生于男性尿道，多因骑跨式下跌所导致。

的血液循环系统，手术时要保留这些供正常回血的静脉，才不会有勃起不退的情况，否则从术前的“一蹶不振”，变成术后的“一振不蹶”，恐怕也很糟糕！

这种崭新的解剖学知识，我们视为“阴茎静脉截除术”的蓝本，应用到临床，大大提升了手术的效果，也刊登于2003年11月美国《男性学医学会杂志》。

勃起的关键在静脉

依欧美医界的共识，阳痿病人适合血管手术（动脉及静脉）的概率少于1%，若动静脉功能不全各半，推测合适接受静脉手术者不到0.5%，因为“勃起功能障碍”的病因，乃肇因于海绵体内慢性缺氧导致胶原纤维合成及聚合的过程出了状况，促成纤维化，而与静脉无关。并对勃起功能障碍的病因归因为：荷尔蒙不全、动脉功能欠佳、神经病变、药物副作用、慢性全身性疾病、心理因素及海绵体内因素等。一望便知，以往被重视的“静脉病因”已被除名，因之不论静脉截除如何完全，以及静脉手术多么小心翼翼，都被认定无法真正治愈病人的勃起功能障碍。

果真如此，达到阴茎坚挺的勃起，其静脉所扮演的角色应极微小。

1996年时，临床上有位年轻病人提问，有无方法可区分心理与静脉病因？为解答本疑点，我们模仿几何学反证法，为了谢绝心理等病因的干扰，设计独一的实验：在刚过世的人身上进行阴茎静脉截除术，进行流体动态实验。

■人死后，命根子仍可一柱擎天？

本实验的灵感来自第二次世界大战的轶事。

当时挖空心思的“杀人”武器刺激工业技术起飞，各显神通的

“救人”医学也带来外科医术的进步。受伤严重的士兵被送达急救站时，最有效的措施就是立刻输血，但失血休克的伤兵，严重时连周边静脉均因过度塌陷而不能扎针。某个聪明的美国军医想到迅速消毒、直接将输血针插入伤兵的阴茎海绵体，此奇想不但百发百中而且瞬间即能输血，忙碌的医护人员，只需检视输血点滴是否顺畅。

奇事发生在一个伤兵身上，该伤兵当时的输血速度是每分钟25毫升，有人检查其生命现象时，发现他手脚冰冷，推测死亡良久，各个器官应已凋亡一阵子了，但唯独命根子一柱擎天，“死鸭嘴还硬，殇兵阴不屈”？

读后，此故事一直深藏我心。

如前述，1996年我有位罹患勃起功能障碍8年的年轻美国病人，在北美遍寻名医达7年之久，全部被断定是心理因素（不够勇敢），但他循线来到台湾向我求诊，经我们团队施以静脉截除术后，他果真如愿再造雄风，心生疑惑的他质疑有何方法能够区分心理与静脉的病因，因此让我们想到这种属于反证法的实验。然因临床手术繁忙，而且实验对象及设备均取得不易，一度让我想认命地当个“开刀匠”就好。但无法抗拒“研究”的呼唤，直到2002年，才付诸行动，并一举达成实验目的，感恩皇天不负苦心人。

■阴茎的流体动态实验

实验的解剖体都被证实已过世3～6小时，亦即解剖体海绵体内平滑肌因已无生命，无法放松纤维，组织失去弹性。如上述理论正确，过世的人的阴茎理当无法达到坚硬地勃起，但实验结果若能达到坚硬地勃起，则阴茎静脉是否扮演勃起的枢纽角色？如答案是肯定，则与公认所谓的阴茎静脉对勃起无足轻重的说法大相径庭。

因此，我们针对6位生前至少6个月无性生活且刚过世，外阴无损伤之男性解剖体，进行阴茎静脉手术前后的流体动态实验，其生命表征必须完全休止至少3小时，而为免腐化过度，必须6小时内进行本实验。

于阴茎冠状沟后环切，继以脱手套的方式将包皮往阴茎根部推，用两支19号头皮针分别固定在阴茎海绵体的3点钟及9点钟的位置，一支接到灌流帮浦（Cavomat，德制灌流与压力传感器）以灌注生理食盐水，输入阴茎海绵体，另一支用于监测海绵体内压。

每500毫升生理食盐水瓶各加入5毫升的红色染剂，使截除静脉过程中易于辨识静脉，实验开始灌流速率设定在150毫升／分，因解剖体不必顾忌心脏的负荷问题，无论引导勃起的生理食盐水有多大量，必达坚挺勃起而后已，可明确测出维持坚硬的灌流速率及海绵体内压下降的速率。

经本实验，已无生命的解剖体，阴茎静脉截除术前后，以150毫升／分的灌流速，海绵体测量的数据对比，阴茎静脉截除术前需1 050毫升才足以使阴茎海绵体，达到120毫米汞柱的海绵体内压，此时关掉灌流帮浦，9秒后海绵体内压即回归零点；阴茎静脉截除术后，只需89毫米汞柱就可达到相同勃起效果，关掉灌流帮浦，59秒后海绵体内压才回归零点。不少人以为太夸张了，死人也会勃起，但实验结果确实如此，看来女生可以继续骂男伴“死人”！

如把“鸡鸡”的勃起看成“飞机”的飞翔，也许可以藉此找到相同的理论根据，一架飞机原本需1 050匹马力才能升空，飞行9秒后即掉落原地。工程师修改引擎之后，该飞机只需要89匹马力即能升空，而且可持续飞行59秒，于是举世谴责该“工程师”是怪胎，同胞责难其不合群，这现象有道理吗？

然而我们新研发的手术尽管能治本，但因万艾可够方便，我们也主张用药无效、抵挡不住药物副作用的阳痿病人再来接受手术。如果万艾可为阴茎海绵体发动引擎，阴茎静脉截除术为其导航，将大幅提升续航力，两者相加，岂非如虎添翼？

■勃起是机械事件

西方学者仍然有人质疑为何生命表征停止后3～6小时，足以肯定海绵体细胞确实凋亡?

因为实验时，生理食盐水150毫升／分的灌流速，远超过阴茎动脉正常灌流的生理速率（60～80毫升／分），受测者勃起与每分钟的灌流速有绝对的关系。为了慎重起见，2008年我们改用不同的实验对象，已去世3～6小时、冰冻3个月、解冻3日的大体，而且拒用生理食盐水。

因生理食盐水的黏滞性是抱歉的零，而人工血浆的黏滞性与血液相同，故以10％人工血浆取代生理食盐水。实验结果是仅需35毫升／分的灌流速，即足以诱导大部分的受测者勃起，经过“静脉截除术”后更让所有受测者轻易硬挺，勃起持续力更久。

2010年2月在雅典举办的世界第三届泌尿学争议研讨会，我的相关论文《阴茎静脉是勃起的决定者：人类解冻尸体的血流动力学证据》（*Penile Veins are the Determining Contributor for Erection：the Hemodynamic Evidence from the Study in Defrosted Human Cadavers*）荣获辉瑞“肿瘤医学奖”（Oncology）赞助的第二名。以研究“性功能”而闯入“癌瘤学”得奖的事实，使接受过我手术，来自澳大利亚、美国、挪威、比利时、希腊等世界各地的病人们共同表示，争论逾一个世纪的阴茎静脉议题该停矣！

这个举世独特的实验，直接证明男性阴茎勃起是机械事件，亦即阴茎静脉是扮演勃起功能的超级主角，不论何方神圣，想要有正常的勃起功能，先决条件是必须有一对不渗漏、符合帕斯卡定律应用的阴茎海绵体。如阴茎海绵体是先锋部队，大脑是司令部，唯有先锋部队健全，司令部下达指令时，先锋部队才能不辱使命；当然，先锋部队有时也能“将在外，君命有所不受”，自动自发得一胜。

移除勃起相关的阴茎静脉，连无生命的解剖体均能达成坚硬的勃起，遑论活生生的七尺之躯。似乎临床上所宣称的阴茎静脉手术不宜再进行的说辞，值得医界再进行科学性探讨。

起于1986年的阴茎静脉截除术，在严密的追踪之下，我发现如果能正确而小心地操作，确知不仅手术效果不恶，且时效持久，应值得推广才是。唯因本术难度超高，不容许应用电刀，需结扎静脉端高达76～125处之多，术者必须能在小白鼠身上获得显微技巧，对阴茎静脉解剖学了如指掌，才可能进行本手术。我个人衷心期盼，这种适用于大部分勃起功能障碍病人的台湾独特手术能弘扬到世界各地，造福所有的男性。

黏滞性（Viscosity）

♂ 黏滞性，又称黏度、黏滞系数，是度量流体应力而形变时所产生的阻力。无论何种流体或多或少皆有黏滞性存在。黏度较高的物质，比较不容易流动；而黏度较低的物质，比较容易流动。

海绵体最怕电刀

如前述，人类阴茎是由表皮层、巴氏膜、柯氏膜及白膜包围海绵体所组成，取英文前缀合为ABCD四层，各层组织能够相互滑动。

如果男人无愧“能屈能伸大丈夫”的美名，则必须人人配备一组勃起功能健康的命根子，否则浪得虚名。命根子屈伸之间体积相差数倍，因为屈伸时的动脉充血速度从每分钟2~3毫升提升为60~80毫升，其精巧是人体之最。

负责软硬兼施“变魔术”的海绵体，其窦壁神经之密度不遑多让，除非神经退化，平滑肌萎缩，导致“魔术师”变不出魔术而退休，否则魔术师神勇无比一夫当关，终生无忧。

临床上命根子有多种理由必须手术，其中以再造雄风的重建性手术（Reconstructive Surgery）最为精密，因为重建性手术的困难度远超过如癌症之破坏性手术。

■百利一害的电刀

1986年，“台大”头等病房有位患肾脏癌的女性病人，其子是在美国马里兰州执业的泌尿外科医师。

这位孝顺的学长亲自披挂上阵为其母动刀，如果只为止血，一般电烧用上40瓦即可。美国医界果真执世界医学牛耳，在美国原来还有绝招——既能止血又能切割组织的新方法：这位学长聪明地把电刀的电流调为60瓦，但见体腔侧壁的肌肉群立刻纷纷让路，血管们毫无机会以出血来抗争，不出片刻，“电烧烤肉味之香、割除肾脏癌之快”，让我们这些观摩的后辈大开眼界，叫人景仰不已，这一招“放诸四海”皆准的标准外科绝活，真让人折服。

一般认定电刀适用于身体各部位，尤其更适合于去之而后快的癌症根除术。外科医学的“教战准则”是：外科医师开刀时，应对血管保持距离以策安全，如不幸弄伤血管，则迅速以电刀侍候。可见电烧是现代外科医学的利器。

众所周知，外科医师的养成极其不易，但训练过程中，却以如何使用电烧为入门。所以，外科医师无人能拒绝电刀的诱惑，无电刀即无法手术？等同于军人无枪即无法作战？

可是特种部队的蛙人，克敌制胜，不必靠枪。

我在1985年已明确知道，电烧不可依样画葫芦地用到命根子手术，若以60瓦施用到阴茎，将立刻赢过便利商店的烤香肠，而且恐怕要烤焦了！

1986年至1987年，我对阴茎静脉闭锁不全的阳痿病人，施以阴茎静脉截除术数十例，完全拒绝电烧。就算当年以公认的阴茎静脉解剖学为截除术的蓝本，因而导致静脉截除不完全的病人，迄今过半受术者依然能自然行房。

这不禁让我怀疑：手术后“静脉再生”（Recurrence）的共识经

得起考验吗？事实证明，如果手术效果不好，术中剩余下来的静脉才是“祸根”。即使是静脉截除不完全的病人，术后17年的功能依然优于术前，举世公认的“两年必倒”何故？为何多位欧美权威医者甚至认定术后效果撑不过半年？

由其他医院术后的病例分析，难道外科人人仰赖的电刀，是术后勃起功能适得其反的主嫌？

研究结果发现，“应用电烧”果然是直接导致手术效果不佳的元凶。因为电烧顺沿释出静脉管壁长驱直入，“烧烤”了海绵体，对于那话儿的勃起功能“成事不足、败事有余”。

刚巧有他处术后效果不如术前的病人，接二连三前来求助，经我再次施术，有些人只是获得改善。其中一对被长辈期待抱金孙的37岁夫妇，不耐折腾而决定接受“人工阴茎植入术”；本手术必须切开阴茎海绵体，趁此征得病人同意，取出若干海绵窦进行组织学化验，与未经电烧的个体比较，惊异地发现此海绵体已沦为结瘢体，推断应是电烧惹的祸。

海绵窦是勃起功能的基本单位，海绵体由许多海绵窦组成，是人体中最适合应用帕斯卡定律的器官，而不论阴茎动、静脉重建手术或弯曲矫正手术，海绵窦易被电烧波及，所以手术中禁用电刀。因此病例诱导我们更进一步探讨电烧对海绵体的影响，进而进行临床研究。

■有无电烧的对照实验

实验时，我们原设计每6个月进行一次阴茎组织切片，但施行阴茎静脉截除术、不使用电烧的病人（称结扎组）因雄风再造，婉拒接受这么侵入性的追踪法。其中有一位病人是严重阴茎左侧弯曲一族，术前没有接受阴茎弯曲矫正术，此君自称术后勃起功能了得，阴茎弯曲更显碍眼，一年后自动前来要求矫正，征得同意，术中取其海绵体，才有海绵体组织可以进行病理分析——感谢其对医学的贡献，否则本组将阙如。

电烧组的病人虽然施行阴茎静脉截除术后自然勃起功能更不如意，但竟然大多数病人同样拒绝接受切片，其中只有两人因为接受人工阴茎植入术，征得同意才有海绵体组织可供比较，所以缺憾的是23位病人中仅拿到3例的组织切片，两组都有倒是值得庆幸。另外，我们参酌国际勃起功能评量表及海绵体造影图，两者均显示电烧组的勃起功能每况愈下，而结扎组却日渐有功，两组间的勃起功能简直有天壤之别。

电烧对于海绵体勃起功能的杀伤力可见一斑。但要研究电烧对海绵组织的变化，根本不可能在活生生的人体上实验，于是，2010年，我们援引前例，以“解冻的无生命人体”的阴茎进行电烧实验，我们烧除深背静脉或海绵体静脉的释出静脉，发现海绵体内压低于70毫米汞柱时，电烧直达海绵窦壁；当内压升高达130毫米汞柱时，电烧才被白膜的外纵层阻挡。但若海绵体内压能达130毫米汞柱的人，怎会阳痿？亦即电烧对于海绵体勃起功能的杀伤力直接得到了印证。

■千万别让电刀侍候你的命根子！

在20世纪90年代，电刀被广泛应用于临床手术，现在有单极及双极两种，一般相信双极电刀对于组织伤害较小且浅，然而阴茎这个善于出血的器官，如应用双极电刀，往往因止血效果不佳，而让术者有挫折感。因我们针对电烧的研究只用单极电刀，故无法评定双极电刀的作用。我们也曾使用过双极机种，但其功率不足以对海绵体止血，况且性交时，海绵体高内压，足以撑开暂时被电烧封闭的血管腔。

基于上述理由，我们似乎可以得到一个结论，对于命根子施术，不可用电刀，因为其微细的淋巴管、神经、动脉等组织不仅精密，而且非常紧邻，电烧必然导致无法收拾的残局。

由于分子生物学的进展，显示海绵体的细胞是可以培养的，所以海绵体细胞的再生是有希望的，但自然状态的再生恐非易事。临床上我们已花4年的工夫来追踪这些电烧组的病人，海绵体造影图显示，其伤害是不可逆的，而且海绵体纤维化每况愈下，因此勃起功能退化之迅速，超乎想象，有意施术者，务求当心。2010年，蔡芳生医师继续追踪研究，报告电烧对命根子的伤害，值得术者明确了解，千万不要只图手术速度的快感而不顾受术者将来的快感。

总之，电刀之于手术，能让手术时程变短、困难度被简化，是外科医师“万人迷”，虽然对人体中各器官，公认理应接受，然而电刀对于人类阴茎海绵体的影响，不仅深深伤害其勃起功能，且严重涉嫌术后感染。以结扎阴茎静脉的方式，似乎是重建勃起功能的不二法门，其难度虽大，但有意者只需勤练显微技巧，使臻于人体施术的条件，并采取我们建议的方式与手术器械，则能为病人再创雄风。

1986年至2005年，我们累积有3 000例接受阴茎静脉截除术者，其中仅数十例为白人，他们都是第一次接受静脉手术者，个个自称受益良多，最令人难以忘怀的是一位浸信会的牧师。他曾耗时7年在美国遍寻治愈阳痿之道，均不得要领，1995年，经我们的阴茎静脉手术而重振雄风，他以美式幽默戏称：这招比福音还福音！深感这种适用于大部分阳痿病人的绝技，如在地球上消失，人类就亏大了！岂是传教者所能坐视?

2002年12月，有位加拿大泌尿科专家杰哈·布洛克（Gerald Brock）博士巡回韩国、中国台湾地区、新加坡演讲时目睹本术，术中我为防手术灯的强光而戴太阳眼镜，又为不时之需的局部放大，故头戴放大罩镜，因之他戏称目睹外层空间怪物正为地球人手术。

2005年10月，应瑞典“驻台”代表之邀，原拟赴北欧演讲与手术，后因故延期，改由与另一位泌尿科专家艾瑞克·皮勒布拉（Erik Pileblad）来台北共同参与手术，此次分别为31岁、53岁、91岁的阳痿病人进行阴茎静脉截除术，艾瑞克医生对此术目瞪口呆，叹为观止，他们共同认定此术非正规外科医学能达成。

拜网络信息无远弗届之赐，2008年后，陆续有来自比利时、澳大利亚、希腊已被施术的病人，其阴茎海绵体被电烧影响程度与我的研究说法无差异，让我更清楚举世共识唾弃静脉手术的原委，祈祷本盲点能被年终大扫除。

局部麻醉是可行的

除了上述的医学新发现外，我们还有几项独特的创见。我们经由阴茎微小结构的认知，成功发展阴茎根部阻断术（Crural Block）与阴茎海绵体神经阻断术（Cavernous Nerve Block），能以纯粹局部麻醉门诊手术为之。

其实在我们之前，医学文献上已有局部麻醉技术应用在阴茎手术的描述。1985年美国医师史考特（F. B. Scott）即大力推荐使用“局部麻醉术”的阴茎手术，且有专著出版，以人工阴茎植入术为主角，影响力扩及世界各国。史考特医师强调把局部麻醉剂注入阴茎海绵体内，为了防止很快被流回体循环，推荐以橡皮管扎住阴茎根部。

这个橡皮管与抽血或打针时，医护人员用来堵住静脉回血，让静脉胀大以利进针是相同的物品。

可惜这个橡皮管在阴茎外露基部绕住阴茎干，因为阴茎白膜既厚实且强韧，绝非静脉壁那般容易被掐住，所以这样的手法，恐怕没有办法真正地把局部麻醉剂滞留在阴茎海绵体内。被橡皮管扎住的阴茎基部至阴茎脚的阴茎海绵体，因为麻醉不完全，经不起植入人工阴茎术程中海绵体的扩张，难怪病人不喊痛者绝无仅有，所以必须预先由静脉注射止痛镇定剂，术中更需追加剂量，难怪必须有麻醉科医师全程参与。

史考特医师没有忘记提醒大家，过程中病人可能有因为过量的局部麻醉剂抑制心脏、中枢神经的正常功能，威胁生命的严重副作用，不难看出这种方法不是典型的局部麻醉法，与我们所使用的方法大异其趣。

■独创的局部麻醉术

我们只阻断支配命根子的背神经、海绵体神经与相关皮层神经，只需局部注射麻醉剂，而且避免注射到阴茎海绵体内，所以没有史考特医师所担心的局部麻醉剂快速回流体循环的问题，更不会导致心脏、脑部的副作用，这是截然不同的纯局部麻醉法。

采取局部麻醉术方式，麻醉剂的代谢与效能，相较于全身麻醉法完全不同。全身麻醉所使用的麻醉剂，不论长效或短效型，麻醉剂必须循环到脑部，让人沉醉才能麻木，接着麻醉剂靠肝脏来分解、肝肾来排泄。若是长期喝酒的人，肝脏的微小体（Microsome）系统特别活跃，所以爱好杯中物者，如接受全身麻醉法，因为麻醉剂被分解代

海绵体神经（Cavernous Nerve）

♂ 控制勃起的神经系统包含了自主神经及体神经系统，自主神经系统包含了交感神经和副交感神经，这两种神经会结合形成海绵体神经，控制阴茎海绵体及龟头处的血流。

微小体（Microsome）

♂ 利用电子显微镜研究细胞的微构造，从小鼠肉瘤与正常肝脏分离出的微小体，又称微粒体。当细胞分裂并离心分离后，形成内质网的囊状碎片。

谢较快，会有麻醉剂量需求较高、麻醉有效期较短的情形发生。

然而我们的纯局部麻醉法，麻醉剂滞留局部组织、阻断局部的神经以发挥作用，不像全身麻醉法，麻醉剂被循环到脑部才能发挥作用，因此与受术者日常喝不喝酒没有太大关系。1985年迄今，我诊治过许多酒国豪客，接受局部麻醉都没有问题，不过当然仍须进一步参考病人的健康指标。

2008年，我曾到瑞典林雪平大学（Linkoping University）进行交流，或许有人阅读过我数度刊登于国际杂志上关于局部麻醉的文章，

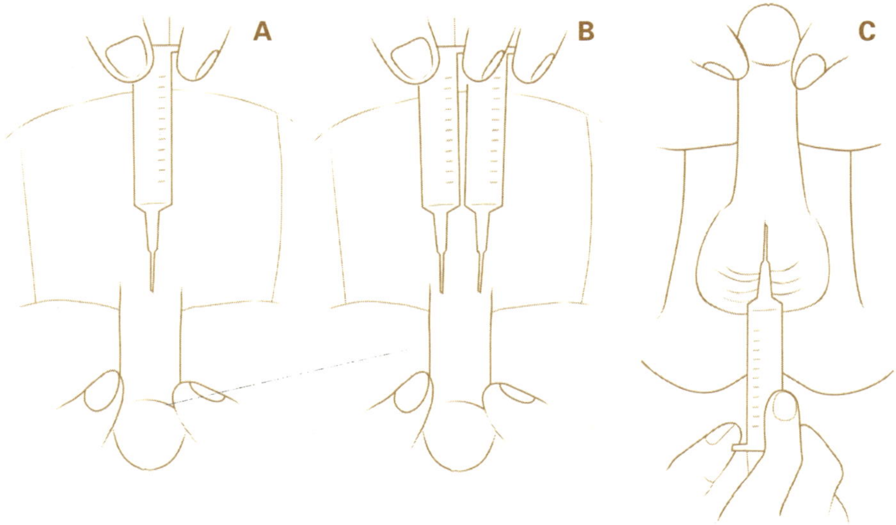

局部麻醉位置示意图

A. 背神经近枝阻断术

B. 海绵体神经阻断术

C. 周阴茎基部组织阻断术

故在此交流之际，也被要求上台献技。当时有位貌似维京海盗的病人，因为阴茎癌接受阴茎切除术，野心不小的主治医师以局部麻醉术进行，注射最高剂量的90%的麻醉剂，病人忍耐到全身冒汗、表情痛苦，很像海盗中箭的画面。

准备全身麻醉之前，他们询问我可否上手术台“献技”，我恭敬不如从命，欣然将剩余的10毫升局部麻醉药，以惯用的方法重新注射一次，该病人安详地完成随后3小时的手术。麻醉完成之后，手术的操作归还原来的主治医师，我则扮演指导者的角色，虽然该手术耗时较长，但如我所要求的精密，次日查房时，仅见该病人与该医师相拥欢呼，可证本局部麻醉如果做不完全，其后果难免不可收拾，因为阴茎的神经分布太精细而敏感，着实需要全盘的解剖学知识与技术要领的掌握。

■术后的止痛

局部麻醉剂药效过后，继起的疼痛是手术本身的现象，与麻醉方式无关，即使选用更麻烦的半身或全身麻醉，结局相同；得以采用局部麻醉术，优点良多。术后立刻口服镇痛剂以减缓疼痛有相当程度的帮助；手术完成前追加一次局部麻醉的注射，可以再维持4～5小时的无痛，对于自行开车前来的病人，非常有帮助。尽管手术常需3～6小时，但因讲求技巧，对组织的伤害微不足道。依我们的经验显示，组织受的伤害越小，术中与术后的疼痛越轻。迄今我们的病例中，无人不能忍受疗程。

若病人肾功能正常，绝大部分的病人只需要一种最轻微的止痛剂3日，只有少部分的人需要两种止痛药，所以不会很痛；当然这是指日间的疼痛，手术后夜间阴茎膨胀（NPT）诱发的疼痛会持续2~3周，则非止痛剂所能压制的。如果术后5天，日间的疼痛反而加剧，则应考虑是否为组织发炎所引起，这是个严重的警讯，应赶紧就医。但我们已经超过15年没有遇到发炎的病例，这种引以自豪的成绩，推测是因为手术的对象是血液循环超棒的命根子，加上我们全程不用电刀，所以术后阴茎能维持优秀的组织循环。

■辅以针灸术更佳

精密的局部麻醉注射技巧之外，我们辅以针灸术。针灸术在中国历史悠久，科学的证据虽不多，但因世界卫生组织（WHO）的大力推荐，如今广被各国重视，2010年已正式晋升为世界文化遗产。

针灸在手术命根子的辅助程度仍需科学研究，但我个人于1975年即开始与针灸术结缘，历经现代西医鼻中隔手术、针灸治疗，后者惠我良多，其后即因折服针灸术临床应用的惊人效果，促使我当初弃工商习医学的动机，亦是日后冥顽爱好针灸术的理由。

为辅局部麻醉，通常我们选用的穴位有5个：合谷（LI4）、手三里（LI10）、曲池（LI11）、外关（TE5）及神门（H7），术中通常至少选用3个穴位。如果扎针手法精准，病人常能感受强烈的酸胀。许多病人宣称受术的阴茎完全不觉疼痛，但可怜的手臂却酸疼非常，看来代理受罪的手臂太讲义气了；也有人自称同时治好感冒的症状与容易过敏的体质，真令人叫绝。

针灸术辅助手术的作用机转迄今未明，然而其实用性令人称道，临床上应用在某些病人非常管用。

1989年，我曾对病人的合谷、手三里、曲池、外关及神门和人中穴进行过强烈刺激，让陷入昏迷的病人苏醒，且该病人是被注射急救药剂无效者。针灸术对于人体心肺系统的帮助，是值得研究的课题，其作用机转，我们虽有心但无力进行科学研究，希望有人能够解开谜底。

命根子进行手术时，很多病人紧张不已，约有10%的人是标准的紧张大师，对痛觉特别敏感，他们对于阴茎海绵体摄影术，甚至术前的剃毛动作，都有强烈的不适反应，但这些人经由针灸辅助局部麻醉术，均能怡然完成数小时的术程，有趣的是，这些人也是术后喜欢炫耀勇气的那一族。

纯局部麻醉应用于敏感的命根子手术，术前不少人担忧，但药剂发挥作用后常呼呼沉睡，甚至鼾声大作。当我们启用针灸辅助局部麻醉之后，更有些人宣称手术的部位没感觉，唯有被扎针的手臂酸疼难当。

其实大多数人被注射局部麻醉剂时，宣称疼痛感减少许多，就算仍留些许疼痛感，同时进行针灸穴位刺激，疼痛感也会进一步和缓。所以尽管被手术的是命根子，术前有人预期疼痛难忍而忐忑不安，经由操作完好的局部麻醉，往往感慨术程太轻松，因此局部麻醉绝不可怕。

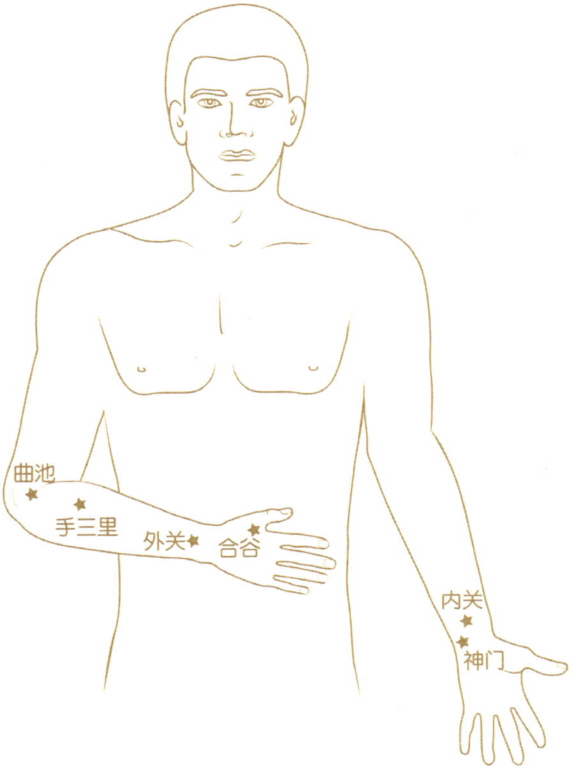

常选用的麻醉针灸术穴位图

合谷穴位于手大拇指及食指并拢时的指间肌肉最高点；曲池穴位于屈肘90°时肘横纹侧缘；曲池穴往下行走3指即为手三里；内关穴位于手腕横纹往上的正中5厘米处，即手前臂外翻时掌肌腱及外展拇掌肌腱之间隙；神门穴位于手腕近侧横纹与豌豆骨外下侧缘。

因手术可长达6小时，若内关扎针，有些病人表示越久越不舒服，1995年后我们改采外关穴（手前臂背面，对应于内关的位置），效果良好

CH.5

鸟手术

终结阳痿的静脉截除术

“年纪轻轻、阳痿上身”者在医学文献的报告中占20%，以往各国的医学专家共同认定，他们全部是心理因素惹的祸，然而，我们的临床经验显示，这些人绝大部分是阴茎静脉渗漏的受害者。他们的海绵体造影图显示静脉血管直接引流阴茎海绵窦，而且这些静脉异常发达。经阴茎静脉截除术后“立竿见影”，长久以来不少受患者都宣称他们的人生由“黑白变彩色”。

阴茎静脉截除术已有百余年历史

企图战胜饥饿与阳痿，应是人类最“世界大同”且永恒的努力目标。富足的社会中寻求阳痿治疗者，年轻人“理所当然”，耆老“饱暖思淫欲”，也屡见不鲜。

1993年7月有位已89岁的长者，撑持拐杖，“理直气壮”到我的门诊来咨询手术治疗。他自诉10年不行，已试过各种内科方法。

“当曾祖父了吧？夫人几岁？还有需要吗？”

“她75岁，已经15年没有了。”

狗拿耗子的我忍不住问：“那你5年用去哪里？走路都需拐杖帮助，还热烈想修小拐杖，如果治好，夫人会否拿另一支大拐杖在后面追？”

“不会！”

我费尽唇舌，才终于说服他放弃，也显见众人找寻治疗阳痿良方之殷切。

尽管治疗阳痿的药物问世已久，但不仅不能治本，还有用药无效、初用有效但渐渐失效的情况，而且存有药物副作用的问题。然而本类药品已经够伟大了，我们也主张阳痿病人用药无效、抵挡不住药物副作用时再寻求手术。

至于基因治疗也吸引许多学者的注意力，不少人期待捷足先登，1999年美国纽约即有基因公司成立，但是始终难以突破临床应用的瓶颈，展望其疗效似乎有点缘木求鱼。但近年来基因治疗除能根治极少数先天基因缺陷的疾病之外，“内科与病魔协商、外科与疾病决斗”，或谓外科才能根治单一疾病，“既然内科路仍遥，何妨外科来揭晓”，因此发展治疗阳痿的外科疗法是我们的天职。

1873年意大利就有医学专家提出，阴茎静脉也会像身体其他的静脉，因为曲张而影响血管功能的假说；1902年美国得克萨斯州的伍顿医师（J.S.Wooten），在《得克萨斯医志》（Texas Med）发表深背静脉结扎术，宣称能治疗“不坚”的阳痿；1958年美国医师劳士雷（O.S. Lowsley）刊载手术1 000例的论文。但本手术冬眠30年，迄1980年中期才再度被重视，且方法从早先的“结扎”单条深背静脉，被强调到“全方位”的静脉手术，欧美瞬间如雨后春笋般流行本手术，不少泌尿医者甚至“意气风发”，认为阳痿痼疾一刀足矣。

然而不论如何全方位，1999年之前，全世界无人怀疑阴茎静脉的解剖学失之简陋。

我参阅各家学说，1985年6月开始闭关修炼，先以小白鼠为练习操作血管技巧的对象，完全拒绝电烧，不用通常手术必备的吸血设备。1985年7月至1986年5月对人体解剖预习与求证；1986年6月至1987年5月对阴茎“静脉闭锁不全”的阳痿病人施以“深背静脉结扎术”8例、进阶“阴茎静脉截除术”23例、“阴茎静脉动脉化术”4例，共计35例。

详尽分析发现“阴茎静脉截除术”的可信度，而且很快发展成完全拒绝电烧，不需通常手术必用的吸血设备，局部麻醉门诊疗程即竟全功，落实“台湾宝岛捣阳痿、门诊治萎兼旅游”。因为效果“质量可靠、坚固耐用”，卓著又持久，费用约为美国的一半，其中不少人从病人变好友，因之寻求“台湾妙方”的中外人士络绎于途。

但于1996年，美国泌尿科医学会提出的“临床指南”直指：阴茎血管手术效果不佳，不宜再进行！因此共识之故，顿时阴茎静脉手术，摇身一变成为人人喊打的过街老鼠。

基因治疗（Gene Therapy）

♂ **利用分子生物学方法将目的基因导入病人体内，使之表达目的基因产物，从而使疾病得到治疗，为现代医学和分子生物学相结合而诞生的新技术。**

“台湾妙方”的突破

此后泌尿医界无不易帜服膺美国泌尿科医学会的“临床指南”，并且争相走告，努力训诫后辈不可为，哀哉“阴茎静脉截除术”极刑定谳，全球响应，如我者顽固、孤独地“奋螳臂以挡车轮”的下场可想而知！

1998年7月，有位曾接受“台湾妙方”的病人专程到门诊提问：“如果真如某权威医师在媒体宣告阴茎静脉手术后‘两年内必倒’，甚至适得其反，手术已满12年，迄今如意，幸哉多享用10年，算我赚到了嘛！但是否表示明天就会‘一元垂垂’呢？”

大哉问！此话直捣我心深处，促使我来年秋天进行人体阴茎静脉解剖学更翔实的再验证，并激励我进行临床探讨。

1999年秋，数名病人接受静脉截除术后，勃起功能由好转差，我们对他们再度进行阴茎“海绵体造影术”（Cavernosography），发现惊人的结论：人类的阴茎静脉比现今医学文献的叙述，不仅数目更多且分布更复杂。因反复不断在人的解剖体中得到证实，除了传统描述的阴茎深背静脉系统一条，仍然有可以引流海绵体血液的海绵体静脉2条及动脉旁静脉4条。

我们将此阴茎崭新的静脉系统解剖图当作阴茎静脉截除术的蓝图，术后两年成功率获得改善，提升为90.3%，让我们的团队振奋不已。模拟于1986年的病人，推论其治愈的勃起功能，只要受术者的身体够健康，大多数人得享“终身职”。何需在意十八趴？（1996年，美国泌尿科医学会回顾文献，发现欧美施行阴茎静脉手术的成功率为19%，约好的？）

如把治疗阳痿的阴茎静脉截除术，视同警方包抄逃窜在高速公路上的歹徒，手术的静脉蓝图就是抓歹徒的高速公路图。假如警方只知一号高速公路，脑中浑然不知还有二号高速公路与其他快速道路能让歹徒逃脱，试问如何把歹徒绳之以法？接着我们又发现阴茎静脉截除术加上服用万艾可，能解救服用初期万艾可渐渐沦为“不威而柔”者，成更强悍一族，所以万艾可加上阴茎静脉截除术，简直如虎添翼，亚洲人又何苦一直对无辜的“虎鞭”垂涎三尺？

2002年春天，我们积极追踪1986年6月至1987年5月的31例受术者，动员所有管道，找到23人。喜见仍有12例可自然性生活，比较相隔17年的海绵体造影图未见静脉再生；而效果不理想者11例，虽然他们的勃起功能依然优于手术前，但均显现可观的静脉，相比于17年前条件相同的造影图，残余阴茎静脉仅见变粗，未见变多。

我将此惊人的发现撰写成论文，但我这份“忤逆”欧美医学的研究报告，命运乖舛。

2002年我投稿美国《泌尿学杂志》（*Journal of Urology*），三评审中两人赞美、一人半赞半贬，但第一轮就被退稿。

于是直接投稿《性学杂志》（*Journal of Sexual Medicine*），同样地，三评审中两人完全赞美、一人半赞半贬，依要求修改后掷回，满心期待，三评审清一色无意见，结果竟然被编辑委员会退稿，理由是“本文刊登在此期刊，将会有许多病人寻求静脉手术”。

2004年4月改投稿美国《男性学杂志》（*American Journal of Andrology*），7月即被接受，2005年1月出版，结果2007年就有数名美国阳痿病人跨海隔洋咨询，但表示美国主流媒体一致强调海外医疗非常冒险；2008年两位具冒险精神的勇敢病人前来求诊，术程平顺、轻松并具立竿见影的效果，使他们大叹早就该来。

死人也能勃起?

因传统静脉手术失败，欧美学者忙不迭为医者找台阶下，为阳痿注释，也顺理成章“清理门户”。医界共识把静脉因素从导致阳痿黑名单中剔除，亦即静脉因素与阳痿无涉？而对勃起功能障碍，重新归纳为七大因素：荷尔蒙不全、动脉功能欠佳、神经病变、药物副作用、慢性全身性疾病、心理因素及海绵体内缺陷。

读者一望便知，前六项放诸四海而皆准，不幸以往被重视的静脉因素已被除名，因之不论静脉手术如何完整且小心翼翼，都无法治愈病人的勃起功能障碍，因为搞错了对象？果真如此，达到阴茎坚挺的勃起，静脉所扮演的角色应极微小！

为解答本疑点，我们设计实验，在过世的人身上执行“阴茎静脉截除术”前后的流体动态试验，这些解剖体已无生命，纤维组织失去弹性，阴茎的坚硬勃起不应该受制于上述七大因素。我们目的在于测试，在达到坚硬的勃起机转中，阴茎静脉是否扮演枢纽的角色？若结果是肯定的，静脉因素被除名岂不冤枉？

拜信息科技网络“无远弗届、瞬间传讯”之赐，2003年《纽约时报》最畅销书作家玛莉·罗曲（Mary Roach），2005年6月读到我们在欧洲《国际男性学杂志》（*International Journal of Andrology*）刊登的论文《阴茎静脉扮演勃起枢纽的角色：血液动力学实验的证据》（换句话说就是“死人也能勃起？”），她即刻电传自我介绍信。

我乃一介书呆子，只知忙着手术与研究，竟不识她是何许人。

赶紧拜读其大作《不过是具尸体》（*Stiff: The Curious Lives of Human Cadavers*），描述之引人入胜，让身为医者的我，忍不住先敬礼再回头惭愧，她的科学态度，让人肃然起敬，不愧是当代最具科学精神的性学作家，难怪该书赢得全美年度好书的头衔。但心想她是否与欧美医界一样，以前曾一起忽略此最具有说服力的“反证法”，因为人的生命不存在时，心理、荷尔蒙等病因才一起“乖乖”寿终。最后她约定7月专程访台。

见面时，玛莉问我，何以近年令人侧目的男性学研究报告，多出自台湾同一作者？我何来灵感在“大体”阴茎进行静脉手术前后的流体研究？我回答：“‘阳痿病因总排名，静脉因素我最行’，而静脉病因已在1996年间被欧美医界从阳痿‘祸根’名单中移除，因上述七项阳痿病因只有生命结束才停止。君不见医者鼓吹‘心因’是阳痿之首恶？请问人过世后有心因吗？”她直呼台湾人聪明！

至于她幽默的本性，则展现于言谈之间。玛莉阅读过许多我的英文文章，对于人类“龟头”内相当于“狗鞭”骨头之“远程韧带”印象深刻。该结构2006年被谷歌戏称为“匕首”（Dagger），原来匕首不是荆轲刺秦王的专利，男生人人有，难怪色字头上一把刀。玛莉来访时，得知“台湾妙方”沿革的艰辛漫长路，惊奇得有些夸张。我提起在台湾当医师的繁忙，她显得很同情的样子，好奇何以能找出时间研究？

2008年，她书写《一起搞吧！科学与性的奇异交配》（*Bonk: The Curious Coupling of Science and Sex*）一书的第六章《阴茎环与台湾妙方》，即专述阴茎静脉截除术如何以创意再造雄风。

“游刃有余”的技巧

由于这种不遵循传统外科方法的手术，简直类似修复一只会出血的手表，必得技艺精细。此手术精髓在于过程中不伤害静脉外的任何纵向组织，禁忌使用导致海绵体纤维化的电刀，一般手术必有的血水抽吸设备根本派不上用场。

能屈能伸的阴茎全仰仗血液填充海绵体才能当“魔术器”，其后赖静脉血管把海绵窦的血引回体循环，任何有意本术的医学专家，在给病人进行手术之前，必须透过小动物的显微手术训练，才能预先具备完美处理小血管的能力。实际进入病人的临床手术阶段，必须熟练使用我们改良过的手术器械。有人误以为使用显微手术器械即可，事实上，这些器械因太锐利，容易刺破阴茎静脉组织而造成出血，所以手术技术像走钢绳，处理小血管的能力等同平衡感，“要走好钢索，先练习平衡”差可比拟？

2009年6月，有位来自雅典的23岁年轻病人，他先前接受法国的血管外科权威进行过手术，但因手术无效，故大失所望而来台寻求“台湾妙方”，他64岁的父亲及其医师尤金·阿拉赫果夫（Eugen Alargof）同行，通过当时担任喜来登饭店总经理职位的乔瑟夫·杜勒（Josef Dolp）先生的安排，远道来台就诊。杜勒先生是出生于维也纳的欧洲人，知道曾有比利时、瑞典、挪威与英国的病人，远渡重洋专程来台接受“台湾妙方”。他好奇地问我：“这种超精密的手术欧美一直失败，不仅需要超级技术，也需要超好的眼力，听说术程长达

3～6小时，请问你是如何办到的？”我提起如有意获得此技术，必须耐心先以小老鼠进行显微手术训练，因为老鼠的命根子微细，常常需要放大25～40倍，在显微镜下看起来比大象的“命根子”还要壮观，微细的各种组织一览无遗，如果能顺利进行各种接合手术，表示已备基本技术。

1985年我已可以为小老鼠自体睾丸移植，技术练习熟练后，接着手术的对象转为人体，立刻有海阔天空的感受，操作起来得心应手。我们以肉眼直接观察跳蚤恐怕难以区分口部与眼睛，但如果放大25倍来观察全身，再改回5倍，甚至不放大，恐怕连跳蚤的脚毛都依稀可见。这种挑战性那么高的手术，目前已经有谢政兴、温柏桦医师可以薪尽火传，希望不久的将来有更多人能成功，才有机会让更多病人受益。

百闻不如一见，但百见不如一练，不只是需亲眼见，也需亲自练，否则无法掌握要领。我们居于推广成熟医疗技术的立场，尤其这类举世难以解决的技术难题，更应被推广，希望可以邀请到各地专家，共同见证、交流、切磋，促成学术的发扬与进步。

适合受术的对象

尽管传统静脉手术仍在争议与怀疑声浪中，我们的“台湾妙方”却成绩斐然，纯粹局部麻醉、门诊治疗即能完成。

此手术的对象为受勃起功能障碍困扰半年以上、经诊断为静脉渗漏的病人，才需要考虑。由于口服药物的方便性，如果服用万艾可之类的药品有效而无不能忍受的副作用，建议不妨使用这些药物即可。

自1998年后，有些人有万艾可开始服用有效，但很快失效的情况，所以“很勇敢地”把剂量提高。有个病人“恨铁不成钢”，单次服用100毫克的剂型5粒，他自我形容体会“瘫痪”的感觉，当然效果并没有增加。他在经过本手术半年后，我们追踪时得知，他除了要“壮胆”已不需服用该药。后来我们发现服用万艾可之类药物无效的人，手术后大部分人不再需要或仅需要很低的剂量，就能达到目的。

如果不是不屑接受正规治疗的慢性病病人，都可考虑本手术。但也不必“谈刀色变”，我们这种独树一格的外科治疗法，是“手术”不是“开刀”，因为“阳痿手术笑谈中，门诊治疗真轻松”，是可以经得起任何检验的，不仅术程简化，连诊断也不再像早年那般的繁杂与磨人。我们建议病人，先使用万艾可，失望之后再来找希望，“引刀图一快，不负少年头”。

此敏感的部位被施术，许多病人常“术前胆寒，术后勇敢”，手术前是紧张大师，手术后得意忘形，自诩超级英勇。常遇受术者自嘲术前的担心白费了，也遇过此族人，陪同“呷好相报”的友人受术时，见友人超紧张而不断数落其不勇敢，全然忘记自己曾经更缺乏勇气的演出。

经我手术过的病人来自海内外，包括挪威、瑞典、比利时、希腊、法国、英国、美国、澳大利亚诸国，他们无不宣称此独特技术的困难度应是如今外科学之最。这种“九成靠技艺，一成靠器具”的阴茎静脉截除术，希能抛砖引玉，在台湾与更多医师分享，始能让更多病人受惠，届时让“台湾雄风再造团，东西风水轮流转”成真。感谢历来欧美先辈医者所奠立的强大基石，唯独不小心留下些许“破绽”，才有开发这些“台湾妙方”的空间。

手术的流程

我们依据最新的“阴茎静脉解剖学”为截除术的蓝本。相较于大而浅的阴茎深背静脉，海绵体静脉较深且脆，截除起来较难，须细心操作，过程中千万不可用电刀，否则不听指挥的电流，烧灼能力顺势损伤动脉、神经、淋巴等组织，更严重的是沿着释出静脉的主干，深入海绵体内将一干原本伸缩自如的海绵窦“烤焦”，变成程度不等的“结瘢体”，更要命的是海绵体的结瘢程度与时俱增，术后的勃起功能每况愈下，如何能不以杠龟收场?

至于动脉旁静脉，因为紧邻背动脉，而且脆弱、细小，所以只能一段一段结扎，若用电刀，烈火必定伤害紧邻、并行的动脉及神经，无辜的它们真值得同情，难怪传统手术法有阴茎麻木与阴茎变形的后遗症。整个手术过程中和在截除静脉后，必须仔细结扎的静脉端便多达100处以上，如果结扎得够牢固，即使挤压海绵体也不至于渗血。当深背静脉截除后，海绵体静脉及动脉旁静脉几乎立刻胀大起来，所以处理这两个静脉系统，应在深背静脉被截除之后。

阴茎静脉截除术必在确定局部麻醉发挥作用以后，在耻部纵向切开长度约3.5厘米的伤口，切记不伤到浅背静脉，为避免术后的水肿，看起来像鳗鱼苗的透明淋巴管，尤应尽量保留。处理阴茎干部位的血管，应用“内部外翻手法”将阴茎干外翻，以“挤牛奶的手法”挤压阴茎海绵体，在巴氏膜层于释出静脉的出口处打洞，仔细将释出静脉的断端尽量贴近白膜，用尼龙线结扎好，切勿依赖电刀。把深背静脉的主干以类似拔河的手法截除。

经3～5个“洞”作后，可截除深背静脉至阴茎基部2~3厘米深处。同法截除海绵体静脉后，将阴茎干归位并暂时以纱布包扎。接着，分别以深背静脉干及海绵体静脉干为导引，往深部截除，至耻骨下脚为止。用尼龙线或羊肠线缝好伤口。最后用纱布松紧适度地包扎好阴茎干，使其宛如勃起状。

包扎过程中，吩咐助手以拇指及食指分别置放于病人龟头部3点钟及9点钟位置，轻拉阴茎干。建议以这种方法包扎1周，如用尼龙线缝合，1周后拆线；若使用羊肠线（俗称肉线）则2~3周会被组织吸收，无须拆线。

我们在耻骨部纵向切开仅约3厘米的伤口，称得上迷你。术后约1个

1.

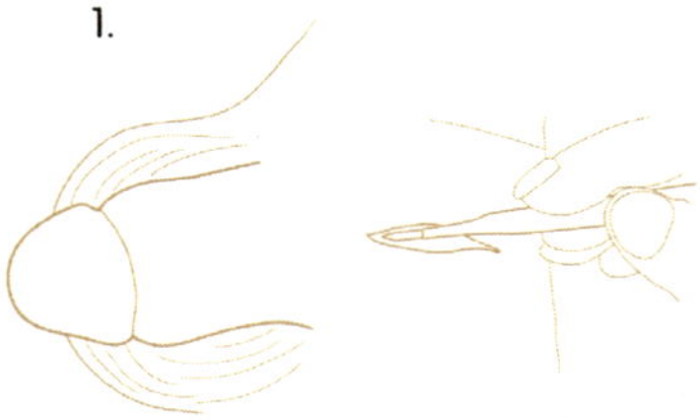

耻部纵向切开

5.

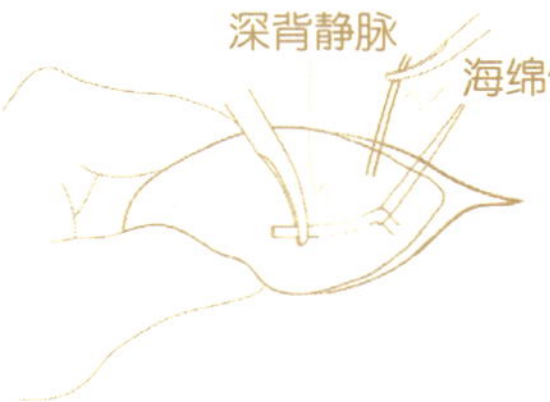

善待深背静脉，并切除海绵体静脉

月由于耻毛长回原状，更难找到伤口。有些专家批评这么小的伤口，无法扩大范围揪出静脉。其实根据外阴部淋巴管的分布，我们认定刀口必须纵向，否则若改用横向伤口，将有伤害更多淋巴管导致术后阴茎淋巴肿大的情形。因此在这精致而敏感的命根子上动刀，术者必须

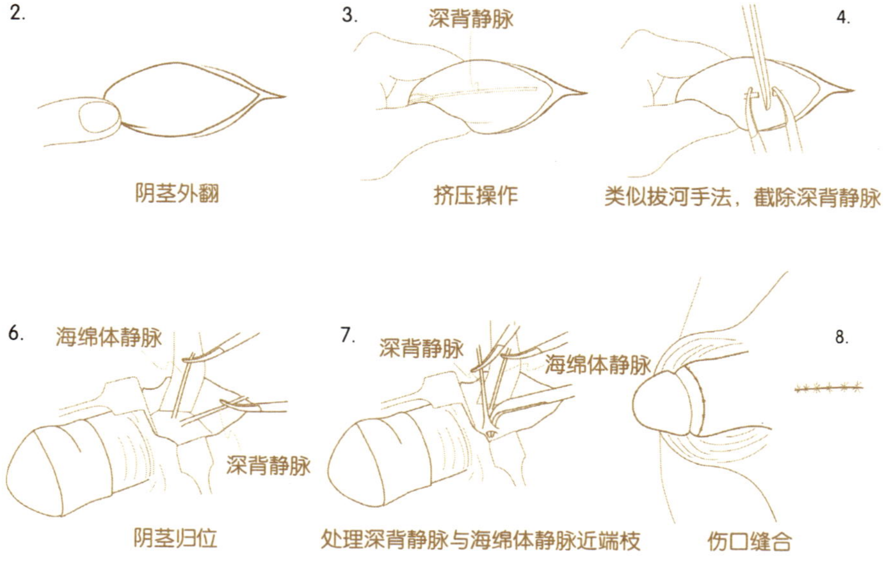

阴茎静脉截除术示意图

在耻部纵向切开长度约3.5厘米的伤口，游离部分阴茎干，将阴茎干外翻，以“挤牛奶的手法”挤压阴茎海绵体，在巴氏膜层于释出静脉的出口处打洞，仔细将释出静脉近阴茎海绵体的断端用尼龙线结扎好。把深背静脉的主干以类似拔河的手法截除；经3~5个“洞”作，可截除深背静脉迄阴茎基部；同法截除海绵体静脉后，将阴茎干归位并暂时以纱布包扎。接着，分别以深背静脉干及海绵体静脉干为导引，往深部截除，至耻骨下角为止。缝合伤口时，由助手以拇指及食指分别置放于病人龟头部3点钟及9点钟位置，轻拉阴茎干，用尼龙线或羊肠线缝好伤口，最后用纱布松紧适度地包扎好阴茎干，使其宛如勃起状。

先具备显微手术技巧，将阴茎微细解剖构造的知识铭记于心。请务必详读我们已经革新了阴茎白膜、骨骼肌及阴茎静脉分布的全新解剖知识。

1993年有位57岁的病人，术后3个月宣称其妻努力为其命根子“验伤”，由于遍寻不着手术伤口，而大力赞美我们的手术功力精湛。我开玩笑地说，他们二人真无聊，竟把宝贵的时间浪费在找伤口上。一般病人手术后通常不会有明显的伤痕，但极少数的人有“增生瘢”的特殊体质，则可能长出医患双方都不能接受的瘢，则医者必须用整形的方法克服，迄今不是大问题。

从一条虫变一条龙

1986年有位郑姓病人，足蹬木屐、衣衫褴褛、蓄胡长发如游民的模样，垂头丧气前来“台大”医院门诊，说他貌似80岁老翁定无人反对。他自称已罹患糖尿病7年，“举而不坚、坚而不久”5年，行房完全杠龟3年，太太“河东狮吼”4年，他“河西发抖”3年，真想躲起来当和尚。

“算了吧！如果想当和尚，你就不会来这里！”我如是劝慰他，“何不告诉尊夫人那是‘三七五减租’德政，共体时艰，福报可‘得’（得是他名字之一）。”

检查后发现他是阴茎静脉渗漏，故接受深背静脉结扎术，他是此术的第8例，当时已有静脉截除的概念，因此其阴茎静脉系统被清除到阴茎根部。手术后半年的跟踪，他夸赞不已，我则调侃他不要“虚报战功”。来年他西装革履，容光焕发专程到门诊道谢，年轻壮年的绅士外表，让我一时认不出来。

我同时也忆起一位修飞机的好友，转述他1970年在美国弗吉尼亚受训时维修教官口述的故事。美国陆军航空单位喜好饲养公鸡当吉祥物，其航空队也不例外，可惜买来时“雄赳赳、气昂昂”的公鸡，不久后亮丽的羽毛便因沾污机油而憔悴，既不会啼叫报晓也不会跳舞，年轻的大兵手持藤条追击惩罚均无效，经验老到的士官长出面教导，如添购母鸡，一切迎刃而解。果真有悦己的对象之后，该公鸡羽毛整洁，既知啼叫，尤擅跳舞，朝气蓬勃。

2002年，外表似60岁的郑君，应我要求进行海绵体造影术，显示手术残留的阴茎静脉数目不变，但胀大两倍，当时我直觉宣称手术后效果折半有理，不料他立刻抗议现在还常常可用，我不认输地戏谑他是“两只马、两只虎”，马马虎虎是吗？他同时也让我了解其身体的景况，因为1986年施行静脉结扎术让他信心满怀，3年后他接受心脏血管绕道手术，现今称得上健朗。

另一位38岁的比利时辉瑞药厂的计算机工程师，尽管服用万艾可有差强人意的改善，可惜不能忍受潮红、心悸的药物副作用。2007年5月8日，接受该国被推崇的医师进行全身麻醉静脉手术，3个月之后，大失所望，该医师只推说手术已经很完美了，他不仅有意自杀，而且企图找该医师算账。后来辗转得知“台湾妙方”，企图来台寻求诊治时，他母亲规劝他：“人生还有很多事可做，为什么需要因此自杀呢？台湾不是承认我们的医学比他们进步吗？此地医师手术的结果是这样子，你怎么还敢去台湾动手术呢？”他回答：“妈妈，反正我本来就想要自杀，如果我去台湾，许医师把我医死了，我就认了。”好悲壮的口吻，不亚于荆轲刺秦王的悲情。

2008年3月16日，他在台北接受阴茎静脉截除术，因为组织粘连耗时长达8个半小时，全程以局部麻醉进行，术后得以立刻享用晚餐。他讶异本术的简易，他的母亲则在我手术完成之前，已着急地在我的手机中不断留言。2008年12月，我与谢政兴医师到布鲁塞尔参加世界大会时，还接受他父母丰盛的宴请，次日，又追请两次，从找医师“算账”变成愿意为医师“付账”，他更宣称要把这故事分享给广大的欧洲人，并已设立荷文网站与众人分享其心得。

澳大利亚东雪梨大学的家庭医学科理事长，2003年因阴茎受伤，接受泌尿科、整形外科的同行手术3次，效果很不理想。2005年，远渡重洋，在北美接受第四次手术，连续剧尚未剧终，回国后还继续第五、第六次手术，这六次的经验当然是全身麻醉，他不愧有国父孙中山不屈不挠的革命精神。2010年6月12日，接受“台湾妙方”6小时的局部麻醉手术，满意的效果与日俱增，他也着手规划把“台湾妙方”宣扬到澳大利亚。

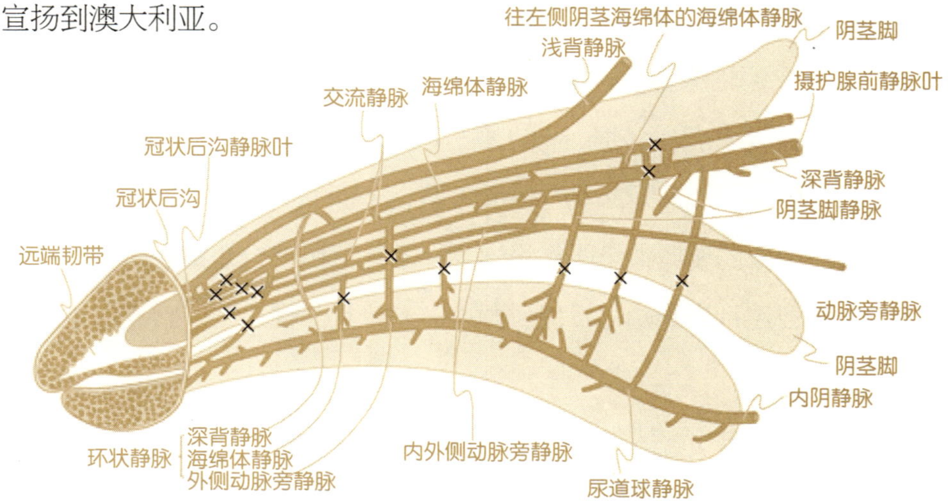

手术时与阴茎海绵体相交通的静脉均需尽量截除。深背静脉、海绵体静脉当然要被截除，即使是因静脉壁细脆，且紧贴白膜而无法被截除的动脉旁静脉，也要用尼龙线一段一段结扎。经由计数，全程所需结扎处78~125处之多。若无法截除，残余的静脉几乎立刻鼓胀，而不是所谓的两年再发。

Q & A

问：为何有阴茎静脉渗漏的疾病？有方法可以预防吗？

答：从1985年我们就发现阳痿就诊者，20~30岁与50~60岁的人特别多，怀疑先天静脉血管异常的分布是年轻族群的“祸根”，老化的进展是50~60岁族群的宿命，难怪秦始皇50岁就无心霸业，汲汲营营找寻长生不老药，推论他也知道人不能长生，所以“长生药”是虚无的，重点在于得到“不老药”，现代用语不就是“壮阳药”吗？与当今社会讲究的“养生”不谋而合。

任何人都不愿意当小白鼠，所以无法在人体上进行实验，所以这些说法都是回溯性的研究。1986年之后接受阴茎静脉截除术者逾3 000例，庞大的临床分析，同样的必须考虑先天与老化两个因素。其中最年轻的受术者才19岁，他在高一时即不是处男，自称仅有8个月的正常性生活，此后即深受“举而不坚，坚而不久”的困扰；2009年10月有位23岁的瑞典大学四年级学生，不远万里来台北接受阴茎静脉截除术，自述11岁开始每日自慰两次，“旦旦二伐之”，14岁即雄风不再。

迄2002年，我们才在无生命的人体“命根子”上进行“阴茎静脉截除术”前后的流体实验，证实阴茎静脉是扮演勃起功能的超级主角。至于年纪大的病人群，有两位没有糖尿病、高血压等慢性病的90岁病人，接受静脉截除手术后自称“老当益壮”，看来阳痿不是“老年人专利，年轻人免疫”，所以我们常说“年纪轻未必是本钱，年纪大未必有问题”。

至于预防方法，抱歉之至，尚未找到可靠的方法，不过上帝是公平的，健康的饮食、适度的运动，以及良好的生活习惯等，对于身体各部分的养生都有正面作用，何况性功能是人体健康的指标，比其他器官更敏感。有人自诩天天运动，不服气罹患阳痿，但也没有规定说运动就能谢绝阳痿。美国密苏里大学一位24岁的美式橄榄球员及一个“帅呆”的23岁英国拳击手，2010年都分别来台接受阴茎静脉截除术，谁说运动能打败阳痿？

问：一般认为静脉手术短期效果良好，但很快会下降？

答：接受我们“静脉截除术”的病人，有若干病例自述术后两年才能随心所欲，难道两年才能见效果吗？手术后的命根子必经数个月组织才能复原，白膜恢复弹性才有正常勃起功能，少数“紧张大师”需耗时更久才能重振雄风。我们跟踪术后20年以上的病人，仍然大半数完好，相信近年来技术的突破发展，会有更好的手术成绩，看起来这不是短效的手术。所以我们倡导的手术，只要病人的身体健康能够配合，时效应该不是问题。

问：阴茎血管手术被国际认为仅适用于约1%的病人，那我适用吗?

答： 经由长期庞大病人群的经验，我们所开发的手术对绝大多数阳痿病人都适用，但术前必须进行“双套海绵体造影术”来加以证实。2004年之后，我们团队常接受远渡重洋的病人求诊，我们约定如果“双套海绵体造影术”无法显示静脉渗漏，则不执行手术，但迄今仍无不可接受手术的纪录。我回顾1989年美国《泌尿学杂志》的文献所刊登加州大学洛杉矶分校的报告，显示极大部分阳痿病人都有严重的静脉渗漏，此结论常见于其他人的后续报告。

更令人讶异的是2004年美国《男性学杂志》刊载，由伊利诺大学研究“老烟枪致痿”的报告，发现动脉功能受损的预期根本不存在，只发现典型的静脉渗漏，如前述，静脉病因已由我们证实是致痿的超级主角，我们发现大部分病人都有静脉渗漏现象。传统解剖书上所说人身有两个终端动脉器官：视网膜与肾脏，我们认为阴茎的海绵窦更应被列入。

人体视网膜日夜轮班，肾脏24小时无休，但阴茎海绵体绝大部分时间在“冬眠”，难怪我们发现海绵体极少动脉全部“杠龟”的情形，大部分病人均合乎“举而不坚，坚而不久”的现象，较少人的海绵体完全报废而“永垂不朽”，亦即大部分病人均能受术。

问：因为心脏问题而长期服用阿司匹林，是否会影响手术？

答：长期服用抗凝血剂如阿司匹林、可迈丁等药物是常见的，这些药物当然不利于手术，若病情许可建议术前停药1周。我们手术过3位长期服用可迈丁及20余位服用阿司匹林的病人，疗程与其他病人一样顺利，看来阴茎静脉截除术的禁忌并不多。

问：阴茎静脉截除后，请问阴茎的血液循环方式与术前有何不同？

答：阴茎静脉截除后，龟头部回血途径改由尿道海绵体及浅背静脉，术时不仅要晓得区分动静脉，而且要懂得保育尿道海绵体及浅背静脉，我们所截除的静脉是直接与阴茎海绵体相通的，亦即与勃起相关的静脉才是被手术的对象。本手术唯有保留该保留的静脉，才能避免水肿等并发症，这也是本术超难的关键，施术宛似刑警在街道捉强

阿司匹林（Aspirin）

♂ 化学学名乙酰水杨酸，为无色针状结晶，水溶性，是广泛被使用的优秀解热镇痛剂。由德国化学家霍夫曼（Felix Hoffmann）在20世纪初正式推出，能预防心脏病、阿尔茨海默病与癌症，是心脏科医师最常使用的抗凝血药物，具有抑制血小板凝集作用。

匪，知道如何辨别好人与坏人。

另因为“冠状沟后静脉丛”被截除，病人常宣称其龟头渐渐增大。1997年有位53岁身为外科医师的病人，在术后4年到门诊询问，其龟头会不会因渐渐增大而走向爆炸之路，“堂堂”龟头怎么可能像爆米花一样爆裂？其实病人应高兴将本现象视为本手术的“红利”才是。

问：许多人担心手术是否失血太多而需要输血？

答：因为血液会妨碍视线，如果术中失血到需要输血的程度，怎可能完成该手术，更不可能采用门诊手术。既然手术中不用电刀也不备吸血工具，证实手术的失血量微乎其微。海绵体原本善于出血，但我们都用巧妙的手法控制，我们能把电刀搁置一旁，必有把握之道，我们甚至推荐此手术其实可在类似救护车的设备环境中完成。

我手术过多位香港股商，2003年3月有位70多岁的某公司董事长，行前紧张兮兮电询输血问题，我回答：迄今无人超过10毫升失血

可迈丁（Coumadin）

♂ 是一种抗凝血剂，藉由抑制血栓物质之形成而延迟血液之凝固，可用来预防血栓之形成或增大，常用于心脏病发作后或心脏瓣膜置换手术后。用来治疗冠状动脉阻塞、肺栓塞、静脉血栓，副作用有恶心、呕吐等。

量，我希望别为破我纪录而来；见面时我说，“只要你能打麻将，我就能手术”。“香港不叫打麻将而称打麻雀”，“而今天我们不打麻雀，只打鸟类”，他因此而开怀轻松受术，今为忘年之交。

问：病人在局部麻醉恢复后，是否会剧痛？

答：阴茎静脉截除术后，由于我们必定提供口服止痛药，足以消除这些不舒服感。术后的轻微疼痛是组织反应的生理现象，通常在24小时后会改善的，倒是因为术后阴茎勃起能力强化，夜间阴茎膨胀所诱发的疼痛，虽不厉害但无从消除，不过仅会发生于睡眠时。任何手术导致发炎的组织都会诱导疼痛，甚至抽痛，但这种疼痛清醒时也会感受到，与夜间阴茎胀痛是不同性质的。

问：手术若采用局部麻醉门诊治疗，为何还需要禁食呢？

答：由于本术耗时可能长达6个小时，要求无菌的环境是手术的原则，任何排尿不可能无菌，为防术中病人因尿急所引发的不便，即使我们采用局部麻醉门诊手术，仍要求病人术前8小时禁食。

问：听说手术时间很长，久卧若感不舒服时可以动吗？

答：本手术至少需3小时，精密度是超显微层次，若病人不耐久卧而想移动身体，在局部麻醉的情况下当然没问题，但请务必先通知术者，以免剧烈震动而不利于施术，否则在剧烈“地震”下施工，质量不保。

问：年轻时接受包皮手术时，原本正常的睡眠被阴茎胀痛所干扰，本手术是否有相同情况？

答：正常的男性夜间阴茎膨胀有2~7次，每次可有15分钟至1小时或以上的时间。阴茎静脉截除术后，由于海绵体勃起能力变强，病人往往因夜间胀痛而睡眠不佳，这种情形一两周后会自动改善的，其实这是手术效果良好的指标之一，所以我们常开玩笑地告诉病人，“吃得苦中苦，方为人上人”。

问：如果病人原本包皮过长，可否一起施行包皮手术？

答：接受阴茎静脉截除术的病人，如果包皮过长往往造成阴茎包扎的困难，且易发生术后肿胀现象。由于地心引力影响，而且阴茎处于心脏之下数十厘米，一旦发生肿胀，待其痊愈通常旷日费时。所以遇到包皮过长的病人，我们反而会要求他们接受包皮手术，因已局部麻醉，所以不需再额外麻醉。

问：术后阴茎干没有伤口，为何要包扎？

答： 因为本手术的范围从阴茎冠状沟到耻骨下角，亦即全阴茎干都被手术过了，尽管外观伤口迷你，但内部组织的确因手术而受影响，所以我们主张术后1周内包扎全阴茎。阴茎包扎的难易程度因人而异，龟头、阴茎干的比例是关键，比例越好的人越容易包扎；身体的胖瘦也是另外一个因素，啤酒肚越明显的人就算包扎得很完美，纱布被挤掉的机会还是颇高。

问：接受手术后，是否需要拆线？

答： 我们要求病人术后回门诊换药1～2次，1周后拆线。但如果远程或其他因素不便回诊拆线，我们会采用可于10~14天被组织吸收的羊肠线。近年来南北欧、北美、澳大利亚各地病人络绎不绝，有人在台湾只停留26小时，已预计不拆线。

问：手术后病人需要做什么来加强效果吗？

答：术后病人每日需练习配合呼吸来收缩会阴的运动，亦即以手指握住龟头部，依自然勃起方向适度拉扯阴茎，同步缩肛，若感受拉扯力量更强表示要领正确。一旦掌握要领，随时随地都能进行这种缩肛运动。

问：如果术后不方便回诊，如何DIY自理伤口？

答：如果病人是来自欧、美、澳等自来水能生饮的国家，则维持纱布包扎3日，以抗菌药膏涂抹伤口后，开怀冲澡。如果病人来自自来水不能生饮的国家，建议5日不冲澡，拆除手术的纱布之前，务必保持清洁，避免擦拭会阴与外阴时弄湿。排尿时避免尿液滴湿纱布，可用剪去底部的纸杯紧贴尿道口，让自由乱喷的尿流被导引向前。此期间如纱布掉落或龟头缩回纱布内，去之无妨，以灭菌纱布DIY自换包扎伤口；尿尿时不可用手指接触伤口。此后至羊肠线脱落之前，冲澡前后均以抗菌药膏涂抹伤口。

问：手术后何时可以恢复性生活？

答：术后3个月内不宜恢复性交，勃起时无不畅快感才是恢复性生活的时机。1995年有位病人术后兴奋地想体验勃起现象，扫除数年“旱象”而猴急不已，术后5天纱布犹在竟然开始“试车”，其后两个月勃起状况令自己不满意，故充满焦虑来门诊询问。

我常遇“术前说不急，术后变猴急”的例子。1997年有位73岁已退休的高级警官，69岁时勃起功能开始退休，感慨“不是人生七十才开始吗”，术后两周宣称“我现在叫它站好，它不敢稍息”，不顾休息3个月的吩咐，1个月就开张，我只能摇头：“反正我只能管您的小头，哪能管得住您的大头？”性本来就是主观的，“洋人喝酒，随意！”

我们常告诫病人术后阴茎需要痊愈期，水泥未干就踩它一脚，绝不明智。术后唯有在白膜组织康复，软化而重回弹性后，才有可能展现正常的勃起能力，也有少数病人或许体质特殊，其完全复原期需长达10个月之久。加上心理因素，甚至有位40岁的病人，告诉我们术后两年才真正达到理想状态。

问：阴茎静脉截除后若效果不理想，可否进一步装人工阴茎？

答：因为静脉手术绝不植入任何人工材料，是治疗勃起功能障碍最自然的方式，静脉截除的对象，仅限于白膜外与勃起相关的静脉，被白膜所密封的海绵体完全不被侵犯。我们认为本手术几乎不改变阴茎层次分明的组织结构，术后若主观认为效果不尽理想，当然可进一步植入人工阴茎。当然，一旦植入了人工阴茎，就不太可能回头寻求其他更合乎自然的治疗方式了。

CH.6

鸟手术

形状硬度尺寸的突破

“鸟东西歪歪斜斜，心里头弯弯曲曲，命根子难被瞧见，寻找师傅修门面”“喜欢羡他人之长，常常嫌自己之短”，是临床上常遭遇的现象，其实往往是病人夸张的心理认定。本章涵盖截弯取直、人工阴茎、延长加大及精索静脉等手术，引刀图一快的勇敢英雄们，必须谋定而后动。

弯曲矫正的两种方法

医学界认为若阴茎弯曲严重到会干扰性生活，或者病人对弯曲的阴茎越看越不顺眼，则该考虑手术，其中包括先天性阴茎弯曲以及后天性皮洛尼病（Peyronie’s Disease）所造成的；由于病人命根子弯曲，长久饱受心理折磨，不少人渐渐形成自卑及畏缩的个性，可以说“命根子弯腰驼背，心里头弯弯曲曲”。

据统计，仅约1%的人需手术，但临床上完全“大中至正”者并不常见，所以弯曲程度不严重者何必介意呢？有人推测弯曲的阴茎不利于良好的硬度，但影响程度如何，迄今无法量化。一般而言，若病人阴茎的弯曲程度不严重，仅是挑剔地希望完美的“又中又正”，如果治疗没有并发症，又能局部麻醉门诊治疗，医者似乎没有理由拒绝。

目前我们已成功改良出两种不同的矫正弯曲手术，一为“截弯取直法”，方法是修掉过多的白膜，至今已有数百例临床成功病例，满意度高达85%以上；此术无明显并发症，还可一劳永逸，6周后即能恢复性生活，缺点是术后阴茎稍变短。另一为“阴茎静脉补缀术”，以自体静脉来补缀白膜较少的那一侧，阴茎可获得少量的增长，正是

皮洛尼病（Peyronie's Disease）

♂ 原因不明，较常见于中老年人。其中较被医界接受的成因是创伤引起阴茎的勃起呈弯曲状。病人除了勃起时阴茎会弯曲，某些人性交时亦会疼痛。

“截弯取直求中正，白膜补缀以膨风”。

此两种手术的特点在于均采取局部麻醉，是矫正阴茎弯曲最新的手术方向。

截弯取直是针对“心里头弯弯曲曲”的病人，手术时要在阴茎背神经近枝处、阴茎腹侧注射局部麻醉剂，但要避免注射入海绵体内，加上针灸辅助麻醉术，不论是修掉多余的阴茎白膜，或是以静脉充当白膜短少边的补缀材料，都可完美地把阴茎修饰到理想的形状。

其中又以阴茎静脉补缀术需要更高的技术，这手术是将阴茎深背静脉当作白膜补缀材料，就好比房间面积因装修而缩减，因此必须把阳台外推。我们至今已完成百余例，病人术后情况良好，且无组织缺血坏死之虞。局部麻醉中审慎加上肾上腺素，可延长局部麻醉药剂的作用时间，不会造成欧美文献喜欢强调的组织缺血坏死问题。

2003年，有位妈妈陪着24岁的儿子来门诊，他是严重的阴茎左倾者，为了术后不影响长度，经医患双方讨论后，病人欣然同意接受“补缀术”。

施行本术，医师除了要有矫正阴茎弯曲所需的解剖知识与解剖依

阴茎背神经（Dorsal Nerve）

♂ 男性阴茎背神经内有数百条神经束支，分别控制不同部位，这些神经的功能有好有坏，以“背神经切除术”来治疗早泄，20世纪90年代在意大利与巴西十分盛行。

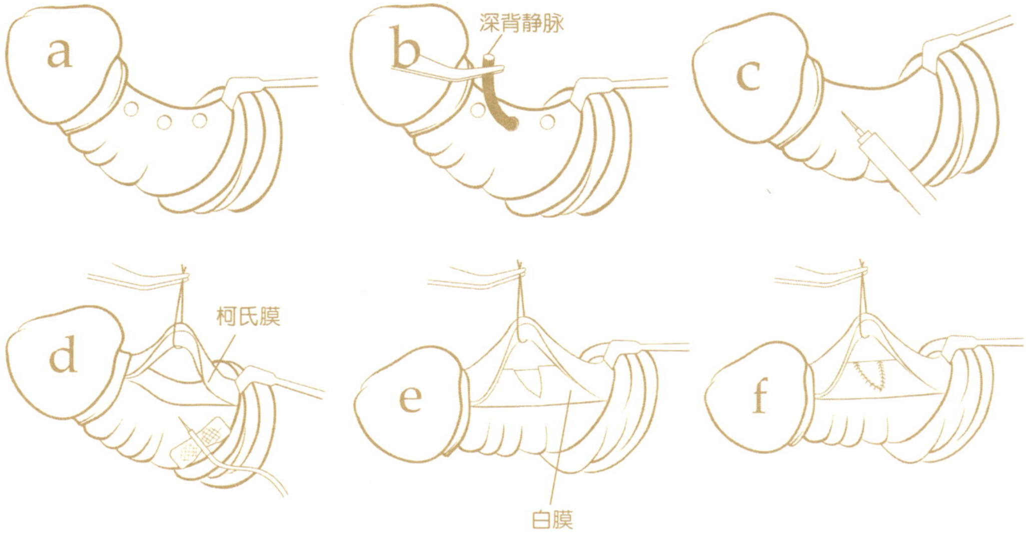

阴茎静脉补缀术

a.局部麻醉生效后，首先做包皮环切，深度不可超过巴氏膜，以类似脱手套的方法将包皮往后退却，背神经及背动脉绝不可受伤害。用类似挤牛奶的手法挤压阴茎海绵体，深背静脉的主干及其主要分支将可轻易辨识。接着在深背静脉的分支处，即巴氏膜上，打数个洞以利截除静脉，到阴茎基部为止。

b.逐一从巴氏膜上的洞将静脉截除后，即可完成摘除深背静脉的动作。深背静脉与海绵体静脉被截除后，依需要善用本静脉作为补缀材料，必要时可并用海绵体静脉。

c.把10毫升生理食盐水注射到阴茎白膜与血管神经丛之间，有利于后者的分离与完整的保护，并以血管系带或其他无伤害性的材料悬吊。

d.以头皮针进行生理食盐水注射，亦即勃起测试（Artificial Erection），并找到最弯曲的中心线。

e.用新而锐利的刀片切开白膜至阴茎伸直，不可伤到血管神经丛，白膜下有层薄膜包住海绵窦，若能不切到此膜，即不出血。

f.内部用尼龙线将自体静脉与白膜切口补缀，每1厘米距离用缝线间断地补强缝合，进针方向从静脉往白膜切口为宜。外部包皮伤口以羊肠线仔细缝合，由于外观伤口和割包皮一样，不少病人误以为本手术只割包皮而已。

据，通晓人体耻骨海绵体肌、尿道海绵体肌及其延伸部白膜的三度空间结构外，神经分布的每个细节也都必须留意；此外，还需有阴茎静脉截除、修饰及处理静脉的能力，进而以显微技术精准地把补缀材料补足阴茎白膜的短少处，以达到治疗阴茎弯曲，且不致造成传统“截弯取直”手术阴茎必然变短的缺憾。

其困难度、术者耗费精神与精力均属非凡。此术之高难度、创新性，以及能以局部麻醉进行治疗，亦被国际医界誉为成就之一。

■从经验法则到科学计量

阴茎白膜的解剖知识是20世纪90年代由我们的团队所革新的。而此精密的外科手术，则要追溯到1965年，内斯比特（Reed Nesbit）率先描述这类手术，修除弯曲外侧过多的白膜，称为“内斯比特阴茎弯曲矫正术”，其切除量主要靠术者的经验法则。其后有人相继开发出补缀弯曲内侧较少白膜的术式，但手术中白膜的切开范围、正确位置及补缀量，依然靠外科医师主观评估。

1995~2003年，我以解剖体的阴茎为模型，用微积分与几何学导出两个公式：$\pi r2\theta'/45°$ 与$2\pi r\theta'/\theta$；其中r是阴茎海绵体的半径，θ是阴茎的弯曲角度，θ'是阴茎白膜切开的弧度。第一公式计算表面积，第二公式求取长度。2006年本文刊登在《国际男性学》期刊，把手术的纯经验法则变成科学的计量。

我也推荐受术者同时接受阴茎静脉截除术，因为1995年有3位阴茎弯曲病人，术后出现勃起功能渐差的情形，检查显示阴茎静脉闭锁不全，他们均以阴茎静脉截除术重振雄风，故之后我们主张同时施行静脉手术，以防将来的衍生问题。

施行阴茎静脉补缀手术不需要住院，局部麻醉门诊治疗即可，我们已应用到500个以上的病例而无例外。采用局部麻醉手术时，病人须禁食，因手术区域是无菌的，尿液中必然含有细菌，所以手术当中病人排尿是任何术者都想避免的，为防手术当中病人尿尿所引发的不便，即使本术采用局部麻醉门诊手术，仍要求病人术前8小时禁食。

手术中病人的意识清楚，但行动却必须受限，故时间控制很重要。本手术耗时2~7小时，有些人觉得不耐久躺而想移动，此时请务必通知医师，否则移动身体宛如地震妨碍施工般不利于施术。手术时，常常遇见病人催促医师快一点，自称久躺腰酸。其实施术者更希望早点结束，往往“眼睛脱臼、脖子扭伤、腰骨闪到”，一切只为手术完美，病人务必多些耐心。

Q & A

问：术后多久可以恢复性生活？

答： 术后恢复性生活的时间，要看进行的是哪种手术。若是截除白膜较多的那边来补较少的一边，手术与复原的时间都较短，但术后阴茎稍短；若以静脉补缀白膜较少的那边，则较麻烦，但术后阴茎稍长。不论采取哪种手术方式，至少6～8周才宜重拾性生活，后者可能需要更久的时间。这情形好比水泥凝固后才禁得起践踏，如果用溜冰刀去踩，更需完全干硬。

有位25岁的年轻人血气方刚，术后两周即与女友燕好，结果“损兵折剑”，阴茎外观如“万峦猪脚”，不愧“风流残剑弯弯刀”，补缀的缝线与白膜一同断裂，乐极生悲，后来费尽九牛二虎之力才勉强修回原貌，故猴急者应引以为戒。

问：术后该怎么自理？会影响射精的快感吗？会有瘢痕吗？

答： 术后需全阴茎干包扎1周，如果龟头部比阴茎干体积大，则先天上很适合包扎，反之包扎困难。临床上偶尔遇到不易包扎的案例，为防术后阴茎永久缩回且粘连，甚至需靠导尿管帮忙固定。

术后需要包扎，乃因外部伤口只在包皮，许多人误以为只割包皮而已，其实被修补的地方深达阴茎白膜，甚至部分海绵体，所以全阴茎干都需要包扎。术后阴茎完全被包扎，只有龟头是外露的，若排尿不慎会弄湿纱布，尿中的细菌可能诱使包皮伤口发炎。为预防发炎，建议病人尿尿时接一小段橡皮管于尿道口，以免尿湿纱布。

术后勃起能力更强，病人往往因夜间阴茎膨胀而睡不安稳，一两周中情况会自然改善。本手术修补的组织是白膜，如果手术够仔细及完整，应该不会影响勃起能力，如果有勃起变差的情况，应该考虑其他病因。手术如果够精密而不破坏到神经，不会影响射精及快感。因为我们采用包皮环切的伤口，而包皮有非常优秀的弹性，即使有结瘢体质的人，也不容易长增生瘢。

问：阴茎弯曲矫正器是什么东西？自己适合吗？

答：网络上有阴茎弯曲矫正器的专利设计，其实应该称为阴茎发育矫正器，是在阴茎发育中佩戴，以矫正阴茎形状的新颖矫治辅具。适用于男孩阴茎还未发育完成阶段，及时加以矫正，使阴茎发育成正常形状，可以说是“预防胜于治疗”。该设计如同牙齿矫正，虽已取得专利权，但如今尚未正式推出，而且并不适用已发育成形的阴茎。

植入人工阴茎

“人工阴茎植入术”是治疗勃起功能障碍的最后一招，在许多泌尿科医师的手中仍是张王牌，欧美甚至以人工阴茎植入病例数，来作为评估从事“性医学”泌尿医师权威与否的依据。2008年有位希腊医师陪伴其病人到台北向我求诊时，不忘介绍该国泌尿科医师的排名，根据的就是人工阴茎“植入数”。

但本治疗法因不属于自然治疗方式，往往让许多人迟疑。

■术前请慎思！

此术即所谓“命根子被废武功，海绵体以物填充”。一般认为药物治疗失效的病人很适合施行此术，但我认为药物治疗无效后，除非很明显不适合自然重建术，否则可以先经阴茎静脉手术，若结果不理想，再采用此术也不迟。

人工阴茎有半硬式或充水式，两者都有其体积，填入海绵体后，原本能屈能伸大丈夫的自然特质将丧失，取而代之的是“拥枪自重”；如植入物是硬式者，摸起来即宛如狗鞭，合乎“人当得不耐烦改当狗”的剧情，难道真是所谓人生如戏？

72岁的蔡先生是退役的飞行员，找上我之前的两年半，因前列腺癌而接受根除手术。原本引以为豪的性功能，术后从此一蹶不振，愧对52岁的娇妻，自述以前不飞行时最喜欢自家的“跑道”，两年来最怕的是面对娇妻，因而求诊。这是典型性神经或阴茎动脉受伤的病例，经过慎重评估其病情与年龄，植入人工阴茎是最好的选择。

1989年以来，我遇到多位在其他医院术后病人的咨询，质疑“人工阴茎植入术”使其阴茎变瘦小、龟头变苍白，全然与术前医师所宣称的强大相反。其实，植入对象的阴茎，松软时，因为植入物而使阴茎体积较大而壮观，性交时，则因为许多海绵体丧失膨胀能力，故使阴茎块头不如往昔，而且植入后的阴茎禁不起冲撞。

本术的主要目的在于帮助阳痿病人提供“恨铁不成钢”的硬度，但非常禁忌女伴上位的跨骑体姿，否则植入物一旦穿透白膜“破茧而出”，将造成灾难；亦即男性必须掌控“打击手”的主导权，而且接受自己已经不是强棒的事实，站上打击区只要可以“保送上垒”就好，不可冀望全垒打。病人必须接受孟子所说“强何必大”的道理，医者更应具备此医学常识，否则将埋下病人抱怨的种子。

■人工阴茎的种类

1936年，博格拉斯（N.A. Bogoras）引用自体肋骨重建病人被截断的命根子，病人的性能力暂时保全，可惜其后骨头被吸收掉，仅剩软骨部分而丧失“骨气”，因而命根子又缩了回去。此法虽未全然成功，但已开人工阴茎植入的先河。

1947年，顾得稳（W. E. Goodwin）以压克力化合物材质的人工阴茎植入病人的阴茎中，装在白膜之外，活像餐桌上的三明治，后来陆续出现诸多问题，所以这种植入白膜外的人工阴茎很快被淘汰。

其后拜材料科学进步之赐，新生代人工阴茎如雨后春笋般出现，经得起考验而流行的种类，大多是个中翘楚。在此仅简单介绍三种：三件式人工阴茎、自容充水式人工阴茎、半硬可折式人工阴茎。

最新三件式人工阴茎，具有人工阴茎体、储水囊及调水瓣三部分，分别装置于阴茎海绵体、耻骨后膀胱前的间隙（Retropubic Space）以及阴囊中。其实际伸屈有限，意者不必寄予厚望。

植入三件式人工阴茎后，启动调水瓣，阴茎会被动地冉冉举起，宛如自然调情的节奏，待圆满达成任务后，再压挤装置于阴囊的释放瓣，阴茎体内的水回存储入水囊，使用起来颇有“真枪实弹”的感

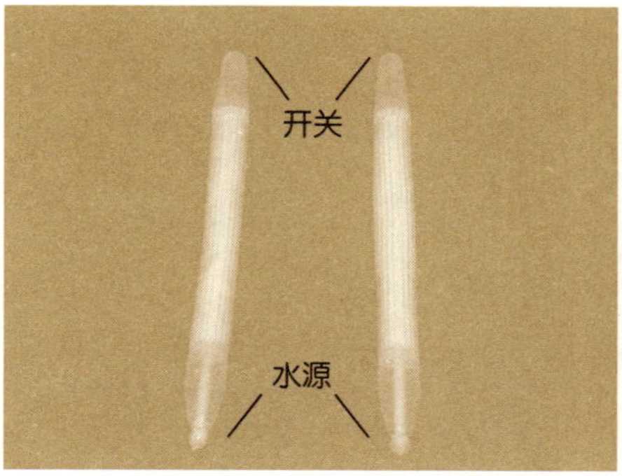

三件式人工阴茎

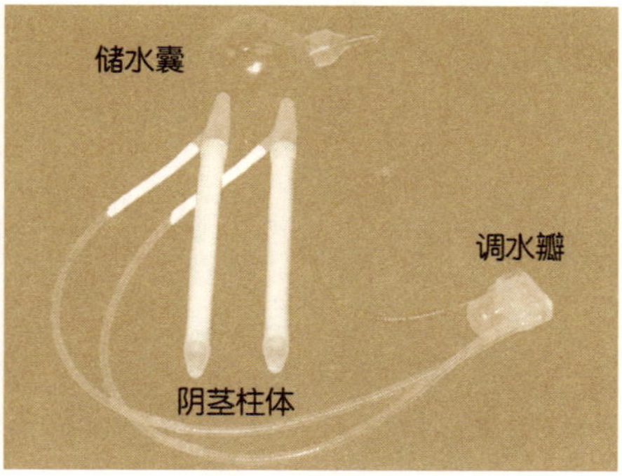

自容充水式人工阴茎

受。可惜手术工程浩大，术后阴茎必然变短，病人在获知植入体那么复杂后，常自动弃权。

另一种自容充水式人工阴茎，只要把成双的柱体植入阴茎海绵体内，此型集“水源”及“机关”于一身，手术较为简便，不多伤无辜，可惜伸缩落差不大。不少病人自觉损失较少而欣然选用，不过充水时固然能充分膨胀，但“放水”后却无法“回到起跑点”。近年厂商更将三件式人工阴茎改良，舍弃储水囊，成为“二件充水式”人工阴茎，迅速受到病人的欢迎。但这些设计迄今无法免除机件故障的风险，难怪厂商只敢保用5年。

至于半硬可折式人工阴茎，植入后阴茎能活动的方向变少，只能上下弯，“进军”时将龟头部扳起，“退场”时掉至下垂状态，由于无伸缩能力，故起初病人会抱怨命根子太过“处变不惊”，而且有收

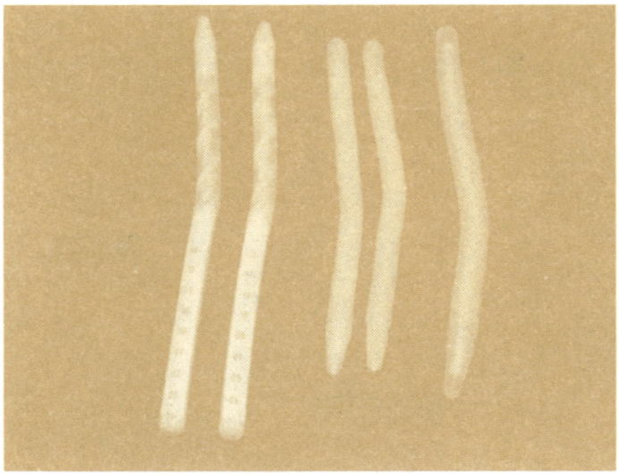

半硬可折式人工阴茎

藏不便之憾；但日久即习以为常，而感到“融于一体”了。

此外，美国达克美（Dacomed）公司开发出一种机械性的关节式人工阴茎，利用11个关节一起作用，宛如万向接头，而且柔软度不错，但由于一受力即会偏向，无法定向，性行为时摇动或扳折会使关节喀喀作响，有些人陶醉于进行中的伴奏，但有些人则不能忍受其聒噪扫兴。

厂商为了让产品“少说话多做事”，终于推出具有“默默耕耘”美德的新型关节式人工阴茎，希望能“不声不响”地赢回人心。

总之，人工阴茎式样繁多、价差大，而且质量与价格未必等量，所以选择时必须多加比较，考虑清楚再拿定主意，切勿三心二意。一旦选用后，就要“视如己出”，否则换品牌又得挨刀，多受罪又破财。万艾可问世之后，人工阴茎市场丧失半壁江山，各厂商协力图存，目前已大一统于AMS（美国人工阴茎制造公司）。

植入人工阴茎选用的尺码，一般会认为术者应将阴茎海绵体尽量扩张，期望装置最大宽径的人工阴茎；相反地，我们主张选用的人工阴茎宽径越小越好，以免压迫到海绵体动脉的入口，而导致性交时海绵窦无法膨胀的恼人现象。

■手术的评估与风险

阴茎的勃起主要由海绵体的充血所引发，阴茎海绵体被强韧的白膜团团围住，如果海绵体不健康，改由人工阴茎取代，植入物还得靠阴茎白膜包覆好，所以植入物应埋设于阴茎海绵体中。

植入人工阴茎后，因为加入外物，阴茎即不可能缩回原状，因此平时阴茎会略微增大，但是膨胀状态时，不论长度、宽度都会打折扣（我们约有三成的病人抱怨术后阴茎变短）。有些病人误以为植入人工阴茎后会加大增长，那是不正确的信息，医患都必须加以认知（我们因此另研发出新的人工阴茎延长手术，成功解决此困扰）。此外，亦有人觉得植入人工阴茎后“龟头”显得苍白寒冷。

但人工阴茎植入术真正的副作用其实很低，其中以发炎、化脓、人工物凸出，是最令人难以忍受却无法避免的灾害，发生率为1%~4%。

1992年我发现阴茎白膜外纵层5~7点钟的位置（亦即阴茎海绵体与尿道海绵体的交界处）没有外纵层，所以在龟头内部，此处的白膜既薄且弱，经不起手术时扩张器的撞击，许多灾害似乎即肇因于手术的伤害。

我们把这个概念用在临床上近200个病例，上述灾害即不再出现，令我们医疗团队非常振奋；倒是纳闷有医者报告，5年人工阴茎的功能丧失率竟高达30%，真是糟“高”，各家所统计的也不低，再加上使用者的运用得法及珍惜与否，难怪制造厂只敢保用5年。

人工阴茎在海绵体内不会致癌，迄今没有任何报告显示植入的人工阴茎有此潜力。女性隆乳液态硅胶植入体有致癌之虞的说法虽然喧哗一时，但由于人工阴茎是固态的硅胶所构成，即使充水式也由固态硅胶密封生理食盐水，尤其已有人工阴茎在身的病人，更不要自己吓自己，而且人工阴茎也已受过严格的检验，不会有排斥的问题。

■Q & A

问：植入人工阴茎也可局部麻醉？需要住院吗？

答：施行人工阴茎植入术，局部麻醉是可行的，但困难度高于本书所述的其他手术。1992年，阴茎三度空间的结构谜底被解开，据以发展阴茎“脚部阻断术”与“海绵体神经阻断术”，如果麻醉完全，植入术中扩张海绵体时，病人不会有任何的不舒服感。由于阴茎表皮内并不真正敏感，且结构上层次分明，组织上没有“脂肪细胞”，尤其坚韧的白膜提供与骨骼同质的打针屏障，因此只要能掌握诀窍，施术不难。此术仅需门诊手术，不需住院。

问：植入人工阴茎后需要拆线吗?

答：植入人工阴茎后可以不需要拆线。手术时我们惯用羊肠线缝合皮层，这种俗称的肉线，可于两周内被组织自行吸收，所以未必需要拆线，但不少人不能忍受会刺痛的线，当然可以1周后拆线。

问：植入人工阴茎的手术听说会很痛?

答：人工阴茎手术，疗程中病人不需承受大痛苦，我们仍是采用局部麻醉的门诊治疗，但手术后的疼痛无异于其他手术，使用镇痛剂可获有效的缓解。任何手术如果手法精密、手术完美，可以减少很多痛苦的。

有位73岁农人兼渔夫的病人，是我母亲的亲戚，一直在彰化耕田兼养殖鳗鱼，他看着我长大，一路推崇我的“台湾妙方”，后来搬到台北八里乡养殖鳗鱼。1993年他接受人工阴茎植入术，术后立刻开车回养殖场，3天后换药，纱布几乎湿透，询问为何不遵守维持纱布干燥清洁的约定，他表示，手术真轻松，一点都不像朋友所预测的痛苦，术后1天即穿上雨裤，准备抓条肥大的鳗鱼当礼物。我告诉他看管好自己的“泥鳅”比较重要，别只顾抓鳗鱼，小心发炎感染。

问：术后多久可恢复性生活？

答：可行性生活的时间，至少是在手术6周后！由于包住人工阴茎的阴茎白膜，需时间来康复及适应外来植入物，所以不宜在6周内开始行房。1989年有位68岁的成功企业家，不珍惜自己的糖尿病体质，且术后很快就上桌打麻将及恢复性生活，结果造成不可弥补的并发症。你不可不慎。

问：手术后会不会减低畅快感？

答：手术后性交时，阴茎的畅快感不会变质。事实上医师与病人同样关心本问题，如果植入物位置正常，由于负责舒服感的背神经分布在白膜的外侧，而植入体是在白膜包覆的海绵体内，所以理论上正常的感觉不应被改变。但是因为性交感觉是主观的，如果病人坚信感觉会走样，则可能真的变调，术前宜充分认识与沟通才好。

植入人工阴茎后射精亦正常，由于植入物所处的解剖位置，与精道及射精跑道“河水不犯井水”，精液临射前汇集于“前列腺尿道”区，一旦射精启动，精液随即奔跑于尿道中而射离尿道口。植入物在阴茎海绵体内，正常时与精道及射精跑道是隔离的，因此理论上不会影响射精。但如病人的射精“机关”术前已被废，则术后同样不能射精，或者有逆向射精的现象。

问：人工阴茎会不会腐化？能不能火化？

答：人工阴茎是不会腐化的，就连火化也不会化成灰！

不少病人关心这个很奇怪的问题。我有一位浙江出生的病人，慢性病缠身，人生七十古来稀，自称台籍的太太很年轻，才40来岁。他遭受阳痿困扰折磨已10年，经动脉照影术的检查后，发现动脉严重狭窄，讨论之后同意接受人工阴茎植入术。一般人关心的是机件的耐久性、人体组织的适应性、人体自然生理的完整性，但这位老先生却提出“人工阴茎会不会腐化？能不能火化”的奇怪问题。

原来他虽来台40年，但仍然有落叶归根的想法，希望过世后回葬故乡。人工阴茎若不能腐化，将来如果采用土葬，子孙捡骨的时候岂不是被抓到把柄？如果人工阴茎不能火化，将来如果采用火葬，岂不让现场送终的人啧啧称奇？当时他得知既不能火化也不能腐化的事实，立刻表示手术后，使用5年就要来拔除，只是迄今未见他舍得。

问：植入人工阴茎后，能否通过海关的金属探测门？

答：拜材料科学进步之赐，植入体的材质越来越好，金属部分越来越少，病人出国通关时，通常金属探测器的警铃是不会响的，但仍偶有例外。因为防恐措施举世趋严，各国海关金属探测器超敏锐，2001年便有位贵妇，气急败坏地来门诊求助，其夫因人工阴茎的金属使探测器警铃大作，而被美国海关扣留，我立刻开立诊断书，加注那是美国产品，请美国海关人员“识相”。

问：植入后若想摘除人工阴茎，难不难？

答：植入后想取掉人工阴茎，技术上一点也不困难，只要局部麻醉门诊手术，十余分钟即可完成，然而迄今我们仍未碰过蓄意想摘除人工阴茎的病人。有趣的是，病人一旦植入后，就算植入前宣称5年后再来找医师拔除，也不顾一切“视如己出”保护到底，本现象应该是病人植入后领悟“除却巫山不是云”，而舍不得吧！

阴茎的延长&加大

此类手术起源于20世纪70年代，起初只是为美容效果，后来渐渐被广泛采用。传统的方法主要是剪断“悬韧带”，在皮层施以倒“V”或倒“Y”形整形术以利增长；用于加大阴茎的自体脂肪组织来自下腹部或臀部，有人采用这两处的皮瓣加到阴茎干以达增粗效果。

但我们所施行的手术与传统不同，是以两个90°“Z”形皮瓣法（Z Advancement Flap）进行，并用自体包皮来取代大部分后来会被吸收，且会引发组织呈块状反应的脂肪组织，故阴茎的增大量与包皮皮瓣的量成正比。结果术后人人加大，但增长则仅见于77.6%的病人。

我们曾遇一位病人，他很不满意龟头相对于阴茎干变粗后，“小巫见大巫”的困窘。但本手术以两个90°“Z”形皮瓣法，会造就出较宽广的阴茎基部，由于基部耻毛浓密，至少15位病人描述可增加刺激的情趣。果真如此，这种现象不就成了手术的“红利”吗?

■术前的评估

潘君24岁，身材略胖，阴茎松弛时长5厘米，周径3.5厘米；勃

悬韧带（Suspensoty Ligament）

♂ 连接到耻骨，接近阴茎耻骨，支持勃起。手术时切割这条韧带，使更多的阴茎面积挂在体外，从而增加长度。韧带愈合后，在扩张状态时，使阴茎变得较长。

起时阴茎长度11厘米，周径7厘米；自述服役时常觉得那话儿惨输同胞，后来因平抚不了“小看自己”的心而前来咨询。这是寻求阴茎延长加大手术之一例，他发育不差，因为皮下脂肪较有分量，所以阴茎干没入体表比较多，其实他如略为减重，是不需手术的。

周先生68岁，是退休的公务人员，两年半前因阳痿而接受半硬式人工阴茎植入术，当时半身麻醉，住院3天，术后6周开始恢复性生活。经医师解释，他原本以为人工阴茎植入后，可达强大的效果。可惜术后除了有较好的硬度，阴茎干反而变短、性交时海绵体不容易充血而缺乏胀大感、龟头充血不良及冰冷感等，都是他耿耿于怀的现象，因此影响性趣；而他55岁的妻子则宣称没有差异。他经由一位植入可折式人工阴茎朋友处，得知我们的手术局部麻醉门诊治疗即可，而且术后性交时海绵体能膨胀如昔，因此来门诊咨询。

植入人工阴茎时，因术者必须以扩张器撑开病人的海绵体，原本有能力膨胀的海绵体，被植入物体取代，因此我一贯主张，只要扩张到足以置入植入体即可，如植入体是硬式者，甚至可以把它当扩张器。

以对机械原理的认知，阴茎干因此变短是合理的，但缩短的长度应该非常有限。至于阴茎干变瘦，虽然程度上可能较多，但如对病人形成挥之不去的阴影，恐怕也是主观成分居多，然而这不是用道理就能说服人的课题。若病人坚称植入人工阴茎后，阴茎长度大不如前，且龟头有冰冷感又块头缩小的情形，长时间不能免除心魔，则可考虑本手术。

其实我们在临床上极少遇见必须接受阴茎延长加大手术的病人，所以不推荐本术。原因是因为我们渐渐体悟男性阴茎勃起功能远比尺寸来得重要，况且阴茎延长加大手术效果未必稳定，其必要性各家仍有所争论。

加上迄今无统一方法可以丈量阴茎长度，即使测得的自然长度，也无关乎勃起长度。虽有专家建议，阴茎平时长度少于4厘米，且勃起时短于7厘米，应接受此类手术；但病人的阴茎勃起长度不多于9厘米，或勃起周径少于7厘米，我们就会对病人进行心理评估，接受其手术的要求。因为病人往往态度坚决，所以医师必须正视其心深植于“小看自己”的自卑，此外，尽管手术可靠，还是要与病人讨论各种可能发生的并发症。

还要提醒大家，切忌“丝瓜很想变冬瓜，自我看来很自夸，管他钞票大把花，不能如意把狂抓”！

透明质酸凝胶（Hyaluronic Acid Gel）

♂ 是一种天然透明的多糖体，是双糖分子，原来就以胶状形态存在于人体皮肤的真皮组织中，负责储存水分。凝胶被认为是目前医学界最先进的发明之一，是由聚合物在水中膨胀形成的凝胶样物质。

■门诊手术

目前针对此手术所用的填充物，有用人工皮、脂肪细胞、注射透明质酸凝胶等方法，但均不如期望。近来有人宣称干细胞的效果不错，其实这疗法还在实验室里挣扎。

而手术方法当然不限于本书所描述，基于对人类命根子解剖的创新，我研发一种真正能延长加大的门诊手术，若病人已植入人工阴茎，则容许将其周围的白膜环切，将人工阴茎加长或换更长的，再以人工皮、深背静脉、海绵体静脉或外腹斜肌筋膜（Aponeurosis of External Oblique）环接白膜，确实有实质延长加大的效果，可惜工程浩大、术程更久，仅少数确实需要者可施行。

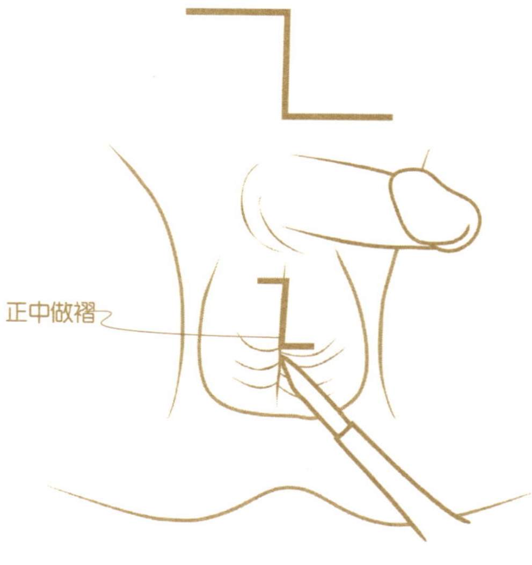

两个90°“Z”形皮瓣法设计图

对于某些特定病人，如果真要手术，我们建议采用上述的创新方式，或最新能加粗阴茎海绵体的两个90°

“Z”形皮瓣法。因为包皮皮瓣解剖上与新移居的位置相近，且组织学上特质相同，神经学上属同一系统，不仅能防止移植组织被吸收，又能保有阴茎原有的感觉。

本手术得以门诊局部麻醉治疗，病人享有隐私保障、安全无虞的优点。而除了生理条件需仔细挑选外，心理评估、较长期观察受术者，也是必要的。不论医师或病人，在术前都需仔细斟酌。

■此术兼有延长的作用

两个90°“Z”形皮瓣法手术过程为：先在龟头后方完成背侧的半环切，分离所有居于阴茎白膜及巴氏膜之间的小静脉（冠状沟后静脉丛），并以尼龙线结扎。接着在耻骨部纵向切开，以利第一个90°“Z”形皮瓣法的进行，此举可使表皮有往阴茎方向推移的作用。

然后切断悬系带并把附着的胶原纤维剥离，注意不可切断弧形韧带，否则耻骨海绵体肌可能被伤害。这些步骤可使阴茎干尽量释放出来，同时将深背静脉、海绵体静脉、动脉旁静脉逐一以尼龙线结扎，其皮层则用羊肠线缝合。在阴茎阴囊交界处完成第二个90°“Z”形皮瓣法以利放长阴茎干。经此手术，龟头部及阴茎体能明显胀大，但延长程度有限。

本手术能使龟头部有膨胀感，我们的研究显示冠状沟后静脉丛的小血管数目可多达29条，将其悉数结扎会将龟头回血改道尿道海绵体。难怪术后龟头有加大现象，且可能因为血液更丰盛而不再有术前的冰冷感。

本手术另有加大的效果。因手术时把深背静脉、海绵体静脉及动脉旁静脉结扎，术后阴茎海绵体的回血被导入尿道海绵体，并有些移往浅背静脉。亦即性交时，澎湃的血液会被引导到交合段，这足以说明何以植入人工阴茎的病人，在施行本手术后有加大现象。

本手术亦兼具有延长的作用。术中我们应用两个90°“Z”形皮瓣法，人体中一般的“Z”形皮瓣法仅述及至多75°的设计，但因外阴部的组织弹性特别优秀，90°的设计不但效果明显，而且“因地制宜”，是非常特殊的创见。

■阴茎平均加粗1.5～2.5厘米

施行两个90°“Z”形皮瓣法，手术时间虽长，但局部麻醉门诊治疗即可，这不得不归功于肾上腺素的使用。局部麻醉剂加入肾上腺素是许多人反对的，但从我们应用到数千个临床病例，仅出现一个病例有术后出血情形来看，肾上腺素可延长局部麻醉剂在阴茎的时间，这对手术是一大帮助。

我们跟踪了85位病人的后续复原情况，平均值显现，阴茎加粗

1.5～2.5厘米（平均2.1厘米）。至于阴茎长度，其中66例增长1.1～2.5厘米（平均1.6厘米），但有18例无效。一位71岁的病人则抱怨不增长反变短现象，但回顾其术前即有包皮慢性发炎情形。亦即98.8％的病人有些增长加大，但自感有收获概率降为77.6％。推论统计的测验结果显示本手术是有意义的，但主观感受无法计量。

术后有两位病人，分别被淋巴肿大疾病折磨6～9个月，所幸均仅用包扎，抬高阴茎，即自然痊愈。受困勃起功能障碍的病人57人，同时接受阴茎静脉截除术，56人效果显著，仅有1例术后有血肿现象，但完全未出现感觉变钝或发炎等可能并发症。

局部麻醉门诊手术前需注意，术后会有血肿现象。曾有一位病人是长期服用阿司匹林者，所以即使本手术属于门诊局部麻醉，仍需详细了解其用药资料，并预先测定血小板及凝血值。另有一位“老烟枪”，我们发现其包皮瓣的角边坏死，故要求有抽烟习惯的受术者术前至少戒烟1周。

施行本术的病人最担心阴茎麻木不仁的并发症，但在我们85例病人中，迄今没有阴茎感觉变钝的现象。

内精索静脉高位结扎术

司职造精与男性激素的睾丸，在心脏零点以下数十厘米，负责回血的精索静脉必须辛勤地对抗地心引力，难怪20%～40%的男人有精索静脉曲张的毛病。

由于精索静脉配备在这个解剖位置的先天因素，在经年累月的地心引力影响下，类似外科医师及理发师，最易有脚部静脉曲张及“十个男人九个痔”等问题，其实终其一生，男人或多或少都有精索静脉曲张。历年来，医学文献不遗余力提及精索静脉曲张不利于睾丸的造精功能，导致精虫数目减少、活动力减弱及变形，而造成不育。迄今精索静脉曲张只被认为是男人不育的元凶，与阳痿无涉。

我天生“脑后有反骨”，1988年开始详细跟踪阳痿、不育双疾，在同时接受阴茎静脉截除术及内精索静脉高位结扎术的11例病人中，发现7人术后精量增多，且精子质量改善、房事频率提高、性欲加强。

惊奇之余，我将内精索静脉高位结扎术推荐给阳痿且有精索静脉曲张的白发族。半年后，其中一位病人兴奋表示，其不但勃起功能恢复，而且射精量较多，更有射精快感，扫除十年“旱象”。我开这位旅日长者玩笑，“到了日本，就是有料停车”。显然，精索静脉曲张的影响不限于生育，我加其罪状一条：拖累性功能。

内精索静脉高位结扎术真是造福不少人，可能带来强化性功能的红利，这是为何许多阳痿且精索静脉曲张的病人被我们推荐同时接受本手术的理由。况且能把精索静脉曲张手术由高位手术转为低位术式，不必伤到腹部肌肉，受术者较能免除恢复期的不适感。

这种手术通常需要住院，但我们只需局部麻醉门诊治疗即可。本手术既不用电刀也不用吸血设备，我们习惯用尼龙线结扎小静脉的断端。同样地我们也不用引流管。历经上千个病例，仅偶有特例，其中15个病人因心脏疾病长期使用阿司匹林抗凝血，另有两人因心脏瓣膜置换后需服用可迈丁，他们也都圆满接受了本局部麻醉门诊治疗。

一般人认为腹部敏感异常，局部麻醉注射时必痛楚不堪，事实上人体只有表皮与血管才分布有负责痛感的“自由神经末梢”，所以应快速进针。缓缓注射可以省掉无谓的痛。有些书推荐先在皮肤层注射出小疹块，其实这种痛简直是在惩罚间谍，请千万避免。

本手术中必须拨弄敏感的精索，手术中要吊出精索时，位于腹股沟内环的头侧0.5厘

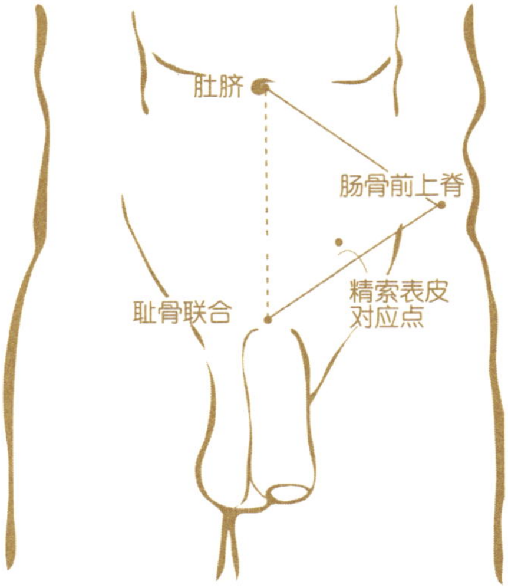

内精索静脉高位结扎术施术位置图

米，此段恰巧没有其他组织连接腹腔，如果善用这0.5厘米的距离，不但合乎精索静脉高位手术的定义，而且可让受术者受到的伤害最小、疼痛最少，有益完成本手术。表皮的伤口约3.5厘米，即使是小腹便便的胖哥，由于其堆积的肥厚脂肪往往止于下腹横纹，所以应用局部麻醉并不困难。本术所推荐的部位，高度恰巧在低位到可应用局部麻醉，但又够高到可免除因太低而遭遇到静脉繁多且杂的麻烦。

术后伤口疼痛无可避免，但口服止痛剂足可克服。打喷嚏或咳嗽时，我们希望病人握拳压住下腹伤口，否则腹压剧升所诱导的痛更难消受。

附录

鸟研究

给医者的经验分享

笔者穷毕生之精力研究“鸟”医学，期许“临床与基础齐飞、春情共享添一色”，希望有缘佳偶齐步走，欧美唾弃的阴茎静脉手术，台湾人逆向寻回，其中充满如几何学的反证法，如死人也能勃起，目的在于提供颠扑不破的证据，这就是科学。

阴茎静脉流体动态实验

■实验过程

于阴茎冠状沟后环切，继以脱手套的方式将包皮往阴茎根部推，用两支19号头皮针分别固定在阴茎海绵体的3点钟及9点钟的位置，一支接到灌流泵浦（Cavomat，德制灌流与压力传感器）以灌注生理食盐水入阴茎海绵体，另一支用于监测海绵体内压。

每500毫升生理食盐水瓶各加入5毫升的红色染剂，使截除静脉过程中易于辨识静脉，实验开始灌流速设定在150毫升／分，因解剖体不必顾忌心脏的负荷问题，无论引导勃起的生理食盐水有多大量，必达坚挺勃起而后已，可明确测出维持坚硬的灌流速率及海绵体内压下降的速率。

静脉截除范围，从冠状沟后静脉丛至耻骨下角，再以纵向切口来完成深背静脉及海绵体静脉和阴茎脚静脉的截除，贴近白膜处以5－0

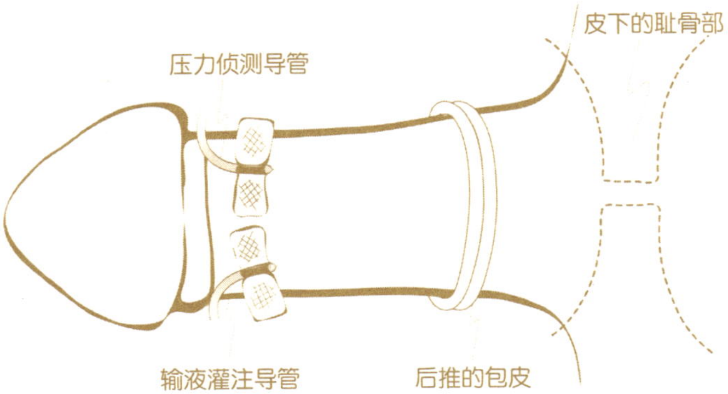

两支19号头皮针分别插在阴茎海绵体的3点钟及9点钟方位上，并以4－0丝线固定

尼龙线结扎，环形静脉则在阴茎海绵体及尿道海绵体交接处结扎。手术过程中，23/4 × 5/8英寸直角钩是不可或缺的，蛰伏皮下至少7厘米深的静脉才能被移除，此即耻骨下角之处。第二度进行上述的测量术以记录勃起的诱导容积，维持勃起的流速和海绵体内压下降速，最后用4−0的羊肠线缝合表皮，统计资料应用T检验（T−Test）或成对 T检验处理。

■过世6小时以内的解剖体才适用

头皮针置入海绵体时，因为解剖体已无生命，切记只容许穿刺一

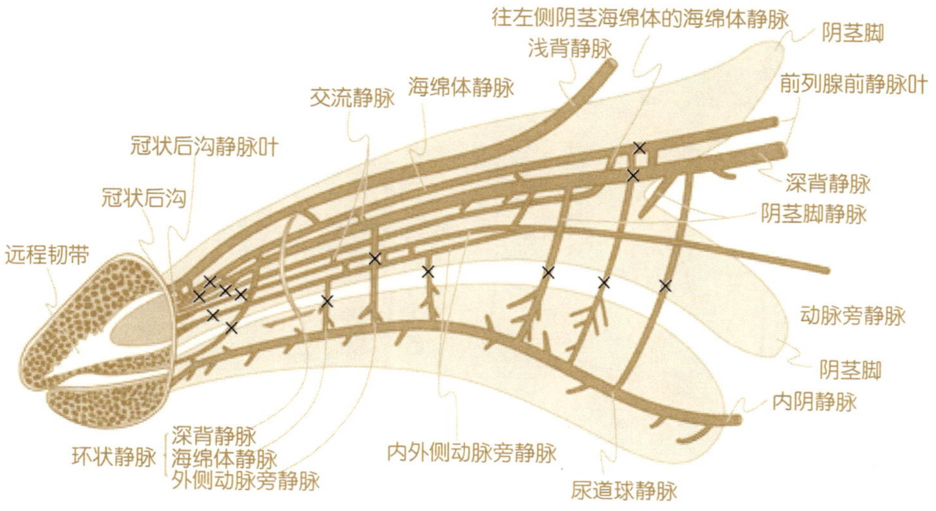

阴茎静脉移除后，为维持其封闭性，以利帕斯卡定律之应用，图标静脉结扎处（X）

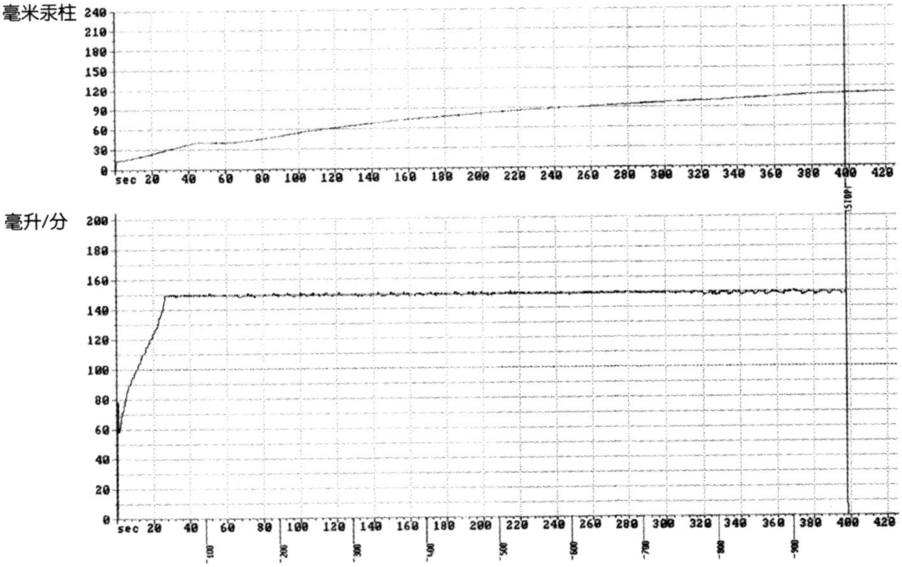

阴茎静脉截除术前之海绵体丈量术图，以每分150毫升的灌流速，显示需1 050毫升才足以使阴茎海绵体达到120毫米汞柱的海绵体内压，此时关闭灌流泵浦，9秒后海绵体内压即回归零点

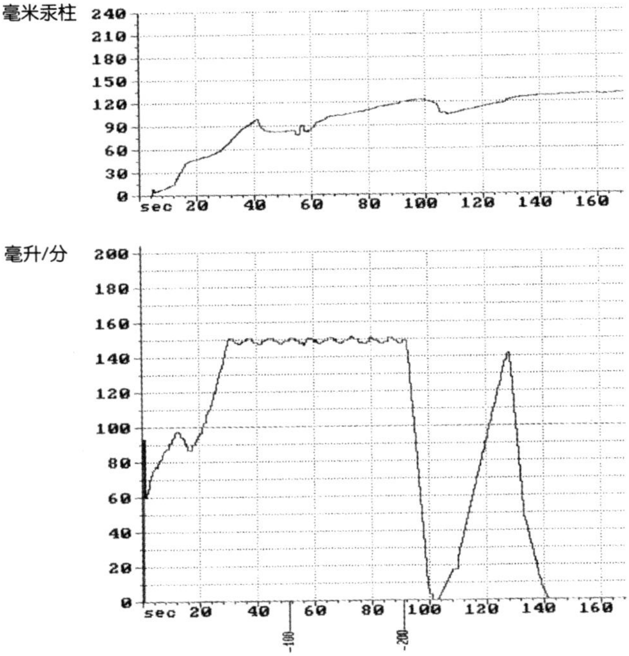

阴茎静脉截除术后不足89毫升就可勃起，此时关闭灌流泵浦，59秒后海绵体内压才回归零点

次，否则被刺穿的白膜，将立刻让密闭的阴茎海绵体丧失能够应用帕斯卡定律的要件，故推荐头皮针一次刺穿白膜，并用丝线固定好，未经固定的头皮针不仅容易滑落，而且有伤人之虞，所以我们用亚甲蓝（Methylene blue，亚甲蓝是一种杂环芳香族化合物的分子式）对穿刺处做记号，以确实监视。

过程中动脉有可能被误扎，由于本实验并不是临床上的真正阴茎静脉手术，故不必计较这种失误以节省时间。同样地若不慎移除浅背静脉，因不必像临床上一样照料病人，亦不必介意。此外务必避免误伤白膜，否则会破坏阴茎海绵体的密闭条件。

为了节省时间，过程中允许把阴茎体牢牢固定于耻骨之肌肉或将胶原纤维分离，然而不当的暴力却不允许，因为将会破坏阴茎海绵体的整体封闭性。特别是临床阴茎静脉截除术时，必须小心保全神经组织、动脉血管、淋巴管及结缔组织，手术后才能期待好的成绩，但本实验中这些谨慎可以稍稍省略。

经福尔马林（Formalin）浸润过的个体不适用本实验，因为这种化学药剂会让蛋白质丧失自然状态，且破坏海绵体组织的延展性。我们曾在过世13小时的解剖体上进行实验，因为过度腐化，故第四度进行海绵体测量术时，阴茎海绵体与白膜完全分开，最后无法呈现完整的数据，因此我们建议必须用过世3～6小时的解剖体才适用。

■实验要点

在实验期间，就算使用黏滞性为零的生理盐水担任阴茎海绵体的灌注液，阴茎静脉截除后诱导勃起的流速也会大幅下降，甚至降到21毫升／分的流速，此流速远低于多普勒（Doppler）超声波动脉测定流量，临床上诊断为“动脉功能不足”的标准值。尽管解剖体的海绵体平滑肌，因无生命而不能放松，但其海绵体内压轻易达到预先设定的120毫米汞柱。

泌尿学界公认，如无法坚硬勃起，系因海绵体纤维化所导致，亦即勃起功能障碍肇因于海绵体内平滑肌无法放松，这是纤维组织失去弹性所闯的祸？然而经由本人研究，显示这个最适用物理学帕斯卡定律的阴茎海绵体，其能达成坚挺的勃起效果与否主要是引流的静脉，更甚于海绵体内平滑肌的作用。

液体结冰的体积膨胀，将会撑破微血管、细小静脉等小血管，而第二次阶段的实验我们所采用的人体是冰冻过的，实验前担心细小血管如已被撑破，将使实验徒劳无功，经过第一个个体的完全成功，让我们团队振奋本模式的潜力，因为人类只有在死亡后，才能彻底拒绝心理因素、荷尔蒙不全、动脉功能欠佳等病因的干扰，这个实验模式将足以解开许多勃起功能障碍生理学上的迷茫。

然而截除阴茎相关静脉的技术需要非常高超的能力，需要牢固结扎的静脉断端上百条，如技巧不足以理想操作，临床上受术的病人不断地出血，往往术者会慌忙以电烧止血，手术匆匆以包扎收场。而实验死亡者的阴茎海绵体，有时也会因血管断端的渗漏，导致不能适用帕斯卡定律，造成实验的失败。

电烧对海绵体影响的实验

■实验方式

1998年6月到2002年5月的4年期间，排除具有诸如糖尿病、慢性肝病、肾脏病、荷尔蒙分泌不足等慢性病的病人，年龄介于24～57岁（平均35岁），因阴茎静脉闭锁不全而接受我们阴茎静脉手术的阳痿病人有23位。

其中7例接受电烧处理静脉者，分类为电烧组。其余16例接受阴茎静脉截除术，术者仅以6-0尼龙线结扎静脉端，禁用电刀，归属于结扎组。手术时肌内注射生达霉素（Gentamycin）80毫克，以及静脉注射速发美净抗生素（Cefamezine）1 000毫克，预防感染。

应用电烧时，将单极电烧线爱勒玛三号（Elmed, Addison, Ⅲ）连接到波瓦四百（Bovie 400-SR）电烧机型，电刀之输出功率调整在25～60瓦，术中以能止住静脉血管出血来调整电刀能量，此即一般手术时使用的习惯。

使用结扎的手法，术者必先具备显微操作小白鼠血管的能力、熟识阴茎解剖构造，以及熟练操作不用电刀的止血技巧。术中以6-0尼龙线牢固结扎静脉端（Stumps），计数需结扎处的数目、手术时间及病人疼痛计分表（VAS）如下：

电烧组中，术后一年内有两位病人接受人工阴茎植入术，结扎组中有一位病人一年内接受阴茎弯曲矫正术，术中分别取其海绵体接受组织病理分析。以国际勃起功能指针（IIEF-5）及海绵体造影术来跟踪病人，统计上用T检验或费雪测验（Fisher's Exact Test）来分析其资料。

总结病人之资料，跟踪期1～4.5年（平均两年），在两组中，病人的年龄无差异，勃起功能的指针显示电烧组由手术前的10.3±3.3（总分25）变成术后之8.7±2.9；结扎组则由术前的10.1±3.5变成术后之21.7±2.9，两者在统计学上有明显的差异（$P<0.0001$）。海绵体造影图显示结扎组中，病人的海绵体通畅性远远优秀于电烧组的病例。

此外，虽然结扎组耗费的手术时间远较电烧组为久（$P<0.0001$），但反而缺少术后感染的病例，统计上有明显的差异（$P<0.0001$）。疼痛计分表（VAS）显示介于11～41毫米，平均18.5±11.3毫米，两组间无差异。

■实验结论

如今公认海绵体纤维化是勃起功能障碍的主要病因，次发于长期缺氧，使得生长转化因子（TGF-β）不灵光的论断，恐怕只是以偏概全而已。

胶原纤维的合成程序出错，临床上高血脂肪、高血糖、海绵体缺氧等均为常见病因，其中以高血糖为万恶之首，但经我长期观察，

23位接受阴茎静脉手术的阳痿病人一览表						
组别	病人数	年龄（年）	国际勃起功能计分		手术时间（分）	术后感染（病人数）
			手术前	手术后		
电烧组a	7	24～53（34.3 ±6.9）	10.3±3.3	8.7±2.9	195.3±31.5	2
结扎组a	16	29～57（36.8 ±6.3）	10.1±3.5	21.7±2.9	273.5±23.3	0
合计	23					2
*P*值b	无差异	无差异	＜0.000 1	＜0.000 1	0.001	

b：当T检验用于分析连续性变量而费雪测验用于分析间断性（非连续性）变量

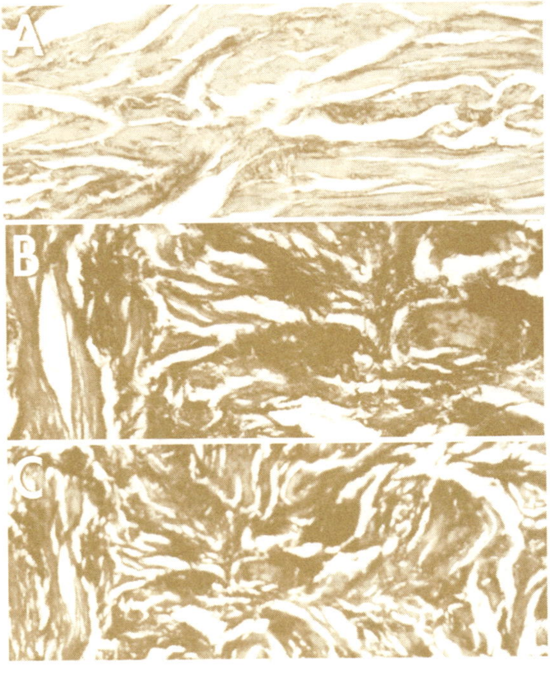

勃起重建手术中应用电烧与否，影响阴茎海绵体组织的比较

A.在不用电烧只用结扎组中一位61岁阳痿病人之阴茎海绵体，术后1年，优秀的勃起功能，刺激他提出让命根子笔直的施术要求。征得同意，在施弯曲矫正术中取得该病人的海绵体组织，显示其海绵窦壁充满健康的平滑肌（颜色较浅处），仅辅以少量的胶原纤维（颜色较深处），难怪能屈能伸大丈夫。

B.电烧组中一位44岁的病人接受人工阴茎时所取出之海绵体组织切片。显示海绵窦壁严重地被胶原纤维（颜色较深处）所占据，很像结瘢组织。可怜的海绵体摇身一变成为标准的结瘢体，如何能屈能伸?

C.电烧组中另一位58岁的病人接受人工阴茎时所取出之海绵体组织切片。海绵窦壁被胶原纤维（颜色较深处）的量与上图相比较，不遑多让，也变成结瘢体。可怜的海绵体能屈能伸的程度有限，只好以植入人工阴茎善后。

高尿酸之影响不亚于高血糖。经由我们的研究，电烧导致的纤维化，似乎比临床上任何病因来得更凶猛，如术者不理会我们禁用电烧的建议，或是非电烧不能施术，经过如此手术的浩劫，足以让海绵体老化百岁。

若干学者跟踪评量病人的勃起功能，认定海绵体测量术（Cavernosometry）优于海绵体造影术，但据我们的数据显示，前者因为无从检视海绵体内部，未必是个可靠的指标。

经微细解剖阴茎组织显示，释出静脉穿越白膜时，蜿蜒而行，其与海绵窦的关系，相似于葡萄梗之于一串葡萄，本静脉离开白膜时，汇入深背静脉，术者若在此处电烧，电流将“长驱直入”流向海绵体内，摧残娇滴滴的海绵窦。简直像把一串葡萄烧成一串葡萄干，海绵体因纤维化而变成不折不扣的结瘢体，可怜的海绵窦张力不再，宛如肝硬化的组织群，真的是“不该硬的硬起来、该硬的硬不起来”，已然万劫不复，试问此后勃起功能如何改善？

工艺科学的进步，诸如心脏节律器的改进，不少新设计的型号据说不受电刀的干扰，但任何厂商均难保证上述优秀性能。有些研究显示电烧产生的烟尘可以将含有传染力的病毒、组织汽化的粒子及血液破坏后的产物，飘扬并传染无辜的工作人员，外科医师的鼻腔长出菜花，怎堪消受？这些报告令人触目惊心，值得我们警惕。

在外科的训练背景中，教导外科医师手术中遭逢出血时，运用电刀止血是理直气壮的行为，然而经由本研究的分析，任何术者如有意施行勃起功能重建的静脉手术，此原则似乎必须改变；因为阴茎是个最善于出血的器官，术者如直接应用电刀来应付命根子的出血，将会有要命的反效果。

虽然用细小尼龙线结扎，技巧精密、技术较难，但似乎是上策。我们主张应用6–0尼龙线，乍看以为此线过度微小，临床应用之后证明其强度非常可观，且生物兼容性（Biocompatibility）完善，故不会留下硬块。

因为迄今举世依然没有智能型电刀，会聪明到能区分动静脉、神经、淋巴腺管、胶原纤维等组织，所以电烧不分敌我，对组织的烧灼所向披靡，烧灼范围远超过人们的预期；电烧的应用技巧似乎异常重要，但不论应用电刀的技巧如何高超，术者无法预测、限定电烧波及其范围。

电烧致使组织坏死、并生结瘢，是我们必须共同怀疑的，命根子这个最精密的勃起组织更不堪电刀的摧残。否则不仅海绵窦是标准受灾户，阴茎的ABCD4层也收缩在一起而四合一，原来的ABCD4层相互滑动而展现能屈能伸的景象不再，术后阴茎的变形是有理由的。同样地，无辜的神经被波及，导致麻木不仁，而且是不能康复的永久麻木，这个靠神经敏感才有能力耍魔术逗趣的器官，从此武功全被废了。

局部麻醉的技巧

阴茎背神经近支阻断术（Proximal Dorsal Nerve Block）、周阴茎基部组织阻断（Peripenile Infiltration），以及阴茎海绵体与尿道海绵体交界处精准的注射，即可提供大部分阴茎手术所需的局部麻醉。

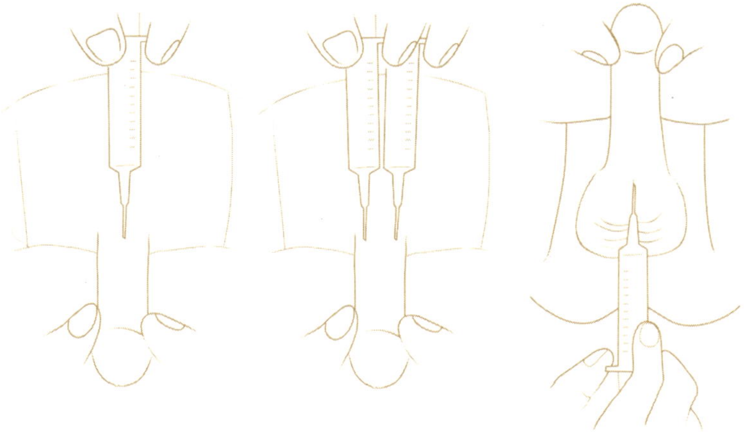

局部麻醉说明图

A.背神经近支阻断术：在阴茎耻部皱褶近侧正中0.5~1厘米处，以针尖斜走90° 往深处、系韧带中间插针，沿耻骨联合斜角的骨膜外缘进针，以左手将阴茎干往脚侧推开，并用右手触摸针尖位置，即能探知针在何处。在预先用肾上腺素浸润过的无菌钢杯中，调配0.8%，50毫升的盐酸利多卡因（Lidocaine）溶液，经由10毫升的针筒注射三个方向：正中阴茎门部，双侧各侧行10° 。注射局部麻醉剂之前，必须倒抽注射筒以确定未误刺入血管中。

B.海绵体神经阻断术：在阴茎耻部皮纹中线的两侧一指幅的交点分别进针，进行海绵体神经阻断术与阴茎脚阻断注射。接着在阴茎阴囊交界处与冠状平面（Coronal plane）45° 交角，执行海绵体神经阻断注射术。

C.周阴茎基部组织阻断术：用手指触感引导，在基部局部注射周阴茎组织，其后仔细注射尿道海绵体与阴茎海绵体交界的两侧组织。由于尿道海绵体的白膜薄弱，应避免刺穿之。

但如果进行人工阴茎植入术则需难度更高的局部麻醉注射，否则术中扩张海绵体时必会产生剧痛。1993年我们因人类阴茎显微结构的精密了解，成功发展出阴茎脚阻断术（Crural Block）与海绵体神经阻断术（Cavernous nerve block）。如今即使三件式人工阴茎植入术，也能圆满达成本手术所需的麻醉。这些精细过程真的是“百闻不如一见，百见不如一练”。

阴茎静脉截除术的做法

■术前检查

1985~1988年，我门诊诊断的项目包括：夜间阴茎勃起暨硬度试验（Rigiscan Recording）、灌注式阴茎海绵体测量术及造影术（Dynamic Infusion Cavernosometry and Cavernosography）、阴茎动脉多普勒（Doppler）超声波检查、阴声动脉摄影术（Angiography）、阴茎球海绵体反射延迟时间记录（Bulbocavernous Reflex Latency Time）、头皮肢体感觉刺激反射电位记录（Scalp Somato-Sensory Evoked Potential）、盐酸罂粟碱（Papaverine）注射试验或前列腺素E_1（Prostaglandin E_1）注射试验。

历经百例齐全的检验，单纯为诊断的检查，病人必须住院3日。以“阴茎球海绵体反射延迟时间记录”为例，必须在受试者会阴插入金属针、龟头部电击，以记录球海绵体肌与骼海绵体肌的反射电位，多人直言宛如身历电影中伺候间谍的刑场。这一系列的折磨人的检查，对医师的文献报告很有价值，然而对病人的权益与福利何在？病人不但受罪而且破财。

1986年有位连先生就花费21万台币，最后还是因阴茎静脉渗漏而接受手术。我统计接受所有检验项目的人有52例是接受阴茎静脉截除术者，只有4例因阴茎动脉功能欠佳而接受阴茎动脉手术，这4人的前列腺素E_1注射试验已证实动脉功能不佳，其实并不需要接受“满汉全席”的招待。行医的目的无非为病人解决问题，病人所要的是“解决问题”的治疗，这些折磨人的检查对病人实质上并没有太多意义。

基于将心比心的立场，我们现今的诊断只要详细了解病人的病史、前列腺素注射试验，以及阴茎双套海绵体造影术的检查即足够，加上针灸辅助的局部麻醉技术，毫无例外地可以门诊治疗，所以没有住院的必要。在我们的临床实践中，阳痿病人中85％以上均可考虑采

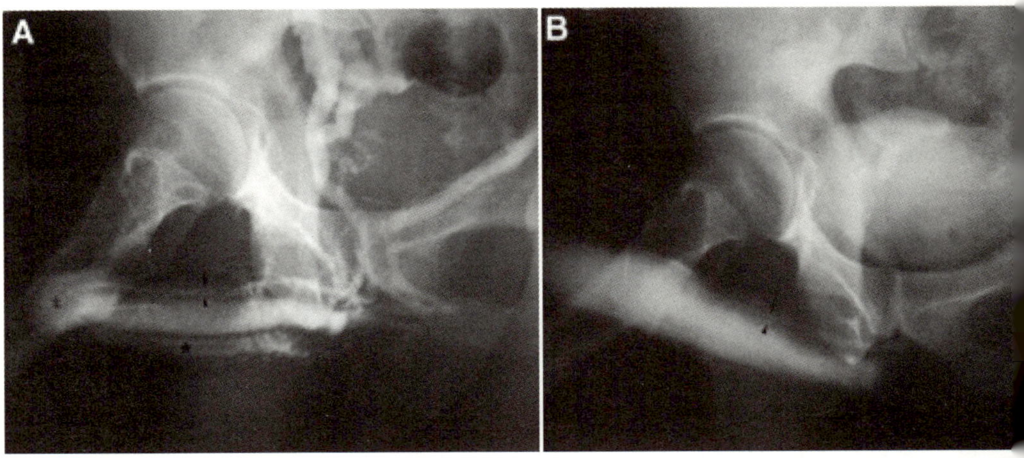

双套海绵体造影术

A.第一套海绵体造影图，深背静脉（箭号），海绵体静脉（箭头）皆无所遁形，动脉旁静脉看来如锯齿状。本套显影图，可充分显示阴茎静脉的解剖学分布细节，据此发展出手术的蓝本，手术进行中持续参考本影像，像施工的蓝图指引进行中的工程。

B.紧接着经由同一条头皮针，注入20微克前列腺素E_1。15～30分钟后，在前列腺素E_1发挥作用时，进行第二套造影，其间即使命根子坚硬勃起，深背静脉（箭号）、海绵体静脉（箭头）照样渗漏，亦即海绵体内压120毫米汞柱以上，阴茎海绵窦的血液还是经由静脉系统“努力地”引回体循环。本套显影图，可显示阴茎静脉的勃起生理学。

用阴茎静脉补漏术，但仍必须强调本手术仅适用于仔细筛选的病人，只要不是慢性病缠身且不配合治疗的人，手术后受益良多。真可谓是“血管手术有多宗，静脉截除称首功”。

双套海绵体造影术是把NO.19头皮针固定在海绵体内，注射显影剂，设定造影术速度，完成第一套海绵体造影图后，深背静脉、海绵体静脉皆无所遁形，海绵体静脉与动脉旁静脉在阴茎的远程尤其明显，有人动脉旁静脉看来如锯齿状，有人龟头及尿道海绵体异常地被显影。

紧接着经由同一条头皮针，注入20微克前列腺素E_1，进行第二套海绵体造影术。显影剂迅速均匀扩散至病人的阴茎海绵体，显示海绵窦流通顺畅、伸缩情况良好，阴茎动脉功能正常。检查后发现只有阴茎静脉功能闭锁不全，这是阴茎静脉渗漏的典型写照，所以应该是阴茎静脉截除术的好对象。

本套显影图能获得阴茎勃起动力生理学的信息，如无静脉渗漏现象，在海绵体内压高达动脉压时，阴茎白膜与巴氏膜间不应该有静脉被显影。

阴茎渗漏很像一个飙车中的高速胎不断地漏气，如果阴茎海绵体努力地“漏气”，怎能谢绝阳痿呢?

■术前训练

先用10−0细线显微缝合新鲜阔叶树的树叶，目的在于考验拉线方向正误与绑线松紧适度与否，如拉线方向不正确，树叶会被拉线切裂开；如线绑得松垮垮，则宛如迎风吊铃，如果绑得太紧，新鲜树叶的组织柔肠寸断，恰似拳击比赛挥空拳；其次是手术手套缝合练习，手套的弹性类似动物的活体组织，接着再进入小老鼠训练，鼠体同人体会出血，血液的黏滞性会粘连或包埋缝线。这些步骤是“能赛跑必先会走路”的循序渐进功课，切勿企图一步登天，否则徒呼负负。

因本术不仅需要技巧，阴茎静脉的解剖知识更是重要。我们所根据的解剖蓝本，与教科书上所教的不尽相同。1999年春季，有数位静脉术后6个月到7年的病人，术后效果由好渐差而来门诊，再次进行海绵体造影术；这些造影图出现雷同的已被移除的深背静脉，如果不经审慎的研究，我们会从善如流，响应世界共识“静脉再生”的论调。

但经过与手术前的照影图详细对比，发现其直径稍小，直接怀疑应是先前手术留下来的，促使我们回到人体解剖实验室重新研究，发现阴茎静脉绝不“单纯”：白膜与巴氏膜之间的静脉，阴茎干的部分有独立的7条，而非医学文献上共识的1条，这些是解剖书上完全没被提起过的静脉。有这种惊人的发现，都得感谢世界上众多优秀的解剖学家“手下留情”，留下些许破绽，让我这个外科匠有机会来突破。

原来因为人体静脉管壁远比动脉单薄，经过福尔马林浸泡过的静脉壁尤其脆弱，完全承受不起解剖过程的操作。经由实验室与临床应用数度反复的验证，证实那是海绵体静脉及动脉旁静脉，这些静脉与阴茎海绵体的海绵窦直接相通，论其分量有的人甚至与深背静脉等量齐观，在较少数人身上顶多较为“瘦小”而已。静脉手术时若不知截除，残留下来的静脉片刻迅速长大，或日后渐渐茁壮而腐蚀病人的勃起功能。

1999年后崭新的阴茎静脉分布图，是我们施行静脉截除术的蓝本，除了传统所描述的阴茎深背静脉系统、一条主干之外，还有两侧各一条的海绵体静脉，其长度布满阴茎海绵体全长，并且深入龟头海绵窦内，而非传统所描述的仅仅分布于阴茎门部。两侧背动脉分别有左右两侧的动脉旁静脉，双侧相加共计4条，亦即在阴茎的中段，拥有独立引流的静脉7条，全部引流龟头海绵窦，而且直接与阴茎海绵窦相交通，所以都可以独立成为渗漏的管道。

深背静脉居中，从阴茎海绵体经由释出静脉，并从尿道海绵体以环状静脉汇来血液，所以本静脉是两支阴茎海绵体及一支尿道海绵体的共同回血静脉。其两侧较深处（较贴近白膜）各有海绵体静脉一条，两条海绵体静脉在阴茎基部合而为一，最后居深背静脉之右边且更贴近白膜，独自注入前列腺前静脉丛（Preprostate plexus）。两侧背动脉各被内侧及外侧动脉旁静脉所夹持，两支阴茎海绵体各自拥有两条动脉旁静脉，在阴茎基部各自会合为一。

总而言之，在阴茎门部独立引流的静脉变成4条。所有释出静脉的起源是搜集海绵窦中白膜下静脉丛的血液。有趣的是，释出静脉在穿透白膜时弯曲通过，而动脉则笔直穿越，亦即静脉的迂回走向使其在海绵体内压上升时，易于被压住，我们认为静脉被锁住的点，是介于白膜的内环层与外纵层之间。

施行静脉手术时，如因不知或太困难而不能全部截除，则留下来的静脉血管很快胀大，短暂改善的勃起功能必定故态复萌。如果手术者的脑海中没有这个崭新的静脉截除蓝本，而只拥有传统教科书的静脉解剖认知，我们可以充分了解，何以手术残余（Residual）的静脉，被解读为“再生的”（Recurrent）静脉，欧美倡议的“好疗效昙花一现，耐得久绝对少见”也就不足为奇了！

■手术方法

历经20年解剖学、组织学的精密探讨，我们有一系列崭新发现，配合临床的应用经验，经过多次的修改，终于研发出最合乎生理学的手术方法。如果病人没有包皮过长、体重过重的情形，我们所采取的方式为：在耻骨部表皮纵切长度仅约3.5厘米的伤口，保留浅表较明显的静脉，小心游离伤口内面组织，将阴茎干外翻，因海绵窦的血液汇集后由释出静脉穿越白膜，再汇流到深背静脉，为求鼓胀的静脉容易被看到，故以挤牛奶的手法挤压海绵体，令深背静脉更容易现出原形。

尽量贴近白膜、龟头部及阴茎海绵体与尿道海绵体的交界处，以6-0尼龙线结扎，应用类似拔河的手法将深背静脉由冠状沟往阴茎基部有系统地截除。在截除过程中，以深背静脉主干当导引，在巴氏膜跳跃式打洞，而非完全打开此膜以减少组织伤害。过程中任何静脉的断端，均以6-0尼龙线尽量贴近白膜牢牢扎住，否则猛烈的出血将模糊视线而无法继续进行手术，甚至因术者受惊吓而使手术流产，最后仅以包扎止血，草草收场。

如果静脉断端不幸溜掉，切勿使用电刀应付，建议以灵活的指头从下往上托住阴茎干，亦即掐住海绵窦，让附近的海绵窦停止出血，即能找到静脉断端。持续截除阴茎静脉抵达阴茎基部3～5厘米深处，此过程中将长度10余厘米的静脉主干，以适度的拉扯力量维持管腔在闭锁状态，以防出血，否则滂沱的出血量必使手术夭折。

如果拉扯力量超过静脉主干所能承受的范围，静脉从“爽朗”地自我了断，此时要一一找回脱缰的静脉，“绳之以法”的难度无与伦比，当然与满意的手术效果无缘。接着把翻出的阴茎归回原位，并立即以纱布缠绕以防渗血。以同一方法截除我们新发现的海绵体静脉。最后结扎阴茎脚静脉至尿道海绵体肌为止，由于这些静脉深藏于距表皮5～10厘米处深，处理起来格外需要技巧。

以5-0羊肠线或6-0尼龙线缝合伤口，缝合中必须嘱咐助手，以拇指及食指分别置放于病人龟头部3点钟及9点钟位置，并向病人脚侧轻拉阴茎干，以利清楚地辨识各层，免得层与层之间不分青红皂白地混在一起，使术后命根子像缩头乌龟，因为“能屈能伸”的阴茎体与皮层及耻骨部组织的关系，将因缝合不当而使术后的阴茎“不能伸”而变短。最后用纱布松紧适度地包扎好阴茎干，因为截除之后的海绵窦成半充血状态，所以包扎好的阴茎干常呈半勃起状态，宛如棒球赛中准备随时轰出全垒打的球棒。

龟头部也有同样的情况，所以必须根据龟头部与阴茎干的比例进行松紧适度的包扎。用于本手术的缝线材料，我们历经约3 000个病例的考验，证明只要使用得当，纤细的缝线即能提供足够的强度。我们早已改用细小的5-0羊肠线或6-0尼龙线，技术上炉火纯青，局部麻醉门诊手术无一例外，来自国外的病人接受我们的阳痿手术后，在台湾3日，同时观光本岛美景的病人大有人在。

如果病人有包皮过长的问题，上述方法容易导致术后皮层肿胀，不仅影响疗程的顺利，而且可能变形如“万峦猪脚”。如果有体重过重的问题，而且不惯于缩小腹的病人，术后有阴茎干内缩数月的短暂现象。如今改用合乎这些人的生理学方法，就是采用冠状沟后0.5厘米包皮环切伤口，并采取3～5厘米的耻骨部纵向伤口，以能“抄快捷方式”直驱被截除的静脉，所以组织受伤害最轻，疗程近于理想中的要求。

截除的静脉仅限于巴氏膜与白膜间的静脉，而非截除所有的静脉。术者必须保留阴茎浅背静脉及球尿道静脉（Bulbourethral Vein），因为前者是浅部阴茎组织生理所需回血的管道，而后者负责深部组织的循环。两者若被截除，注定有术后肿痛数月的并发症。

■所需设备

我们所发展的阴茎静脉截除术虽然与其他的静脉手术同名，但方法完全不同。

本术以“局部麻醉、伤口迷你、尊重组织、门诊治疗”为手术方针，手术中“禁止使用电刀、免用吸血设备”，完全仰赖精密的手法及技艺，不愧“九成靠技艺、一成靠器具”，这些不复杂但特殊的器具是必备的，是我们团队因应此特殊手术重新改良设计而来。依据我们所推荐的手术蓝本，“万事俱备，不欠东风”，即能以纯粹局部麻醉完成这种手术，“东风压倒西风，看来毫不膨风”。

本手术必备器械包括：以零号砂纸处理过的圆头蚊钳，两枝长鸭嘴板直角钩。因为只有使用此长鸭嘴板，方能达到深度距耻部表皮仍有7厘米以上的血管。器械必须精致到只能剥开周围血管之包膜，但不刺伤薄弱的静脉壁的程度，千万不要使用粗糙的蚊钳，或直接应用显微手术器械以6-0的尼龙线牢固结扎静脉端；所使用的磁针器必须是无齿的。此事宛如想要修好手表，不可采用汽车修理厂的器械，因为本手术的精致程度远胜过修手表，简直如同在修复会出血的手表，况且这些器械是我多年来精心改良的成品，所谓“工欲善其事，必先利其器”。

但是“工有专门，器有专用”，有心操作本手术的术者，必须具备这些专用器械；手术灯也必须是可以照透小而深的无影灯，而非看起来外观很豪华的多元照明灯。由于可以采用纯粹局部麻醉，关键在于完美的手术，所需器械不是“金碧辉煌、装潢华丽”的流行风。

前头已提过电刀对阴茎海绵体的伤害有多大，因此，施行此术禁用电刀。也不需要使用抽吸血设备。

生理上，人类阴茎平时充血量每分钟2毫升就够用，但性交时可达30～40倍，亦即动脉的充血速度每分钟60～80毫升。所以此器官格外具备出血潜能，静脉手术时若无法先行控制出血，则注定是寸步难行。如需以吸血设备抽干血液才能看清楚组织，源源滚滚“红河”保证让术者心慌，这么冗长的手术将造成极为大量的出血，如何完成截除静脉的任务呢？术后效果怎么可能好呢？其实阴茎是个凸出器官，认识到海绵窦进血方向来自近端，巧妙以手指轻压海绵窦，这才是控制出血的妙招，适度的拉力维持静脉管腔闭锁，完全能防止出血的尴尬场面。所以有能力预防出血是执行本手术的先决条件，而非靠抽吸设备。

■成功关键

一般主张采用较强的线来缝合，此手术采用6-0尼龙线的原因是，从公牛的实验中得知：性交时海绵体内压达到动脉压的10倍，可见白膜需要承受的力量相当大，所以必须由坚韧的胶原纤维组成，因此许多人主张用较粗的3-0或 2-0尼龙线来修补白膜。

经微细解剖及1986年起的临床经验，笔者认识到，修补白膜的关键在于紧密缝合白膜外纵层的胶原纤维束，只有细小的缝线才有足可贯穿胶原纤维束的细针，所以我们采用较细的6-0尼龙线。缝合后此线待组织痊愈后，虽不被吸收，但仔细触摸也摸不着“外物肿”，如病人自行摸到硬块，那是组织反应所形成的硬块，这些硬块在一年中会慢慢消失。但曾有位25岁病人术后5个月到门诊，表示有“入珠”的效果，反而希望变成“恒产”。所以有些人不但对硬块不以为意，甚或如获至宝，果真“海边有逐臭之夫”？

命根子以局部麻醉进行，是由于阴茎没有脂肪组织且外露如把柄，先天上即容易掌握，所以手到擒来，一点都不难操纵，关键是施术者要有触摸及分辨微细组织的能力。“百闻不如一见，百见不如一练”，任何医师想要掌握本技巧，必须接受显微小动物训练，以及显微解剖人体阴茎的训练。快速进针，缓慢且精准注射可减轻痛楚。因为负责痛感的自主神经末梢只分布于阴茎的表皮及血管，所以不需挑衅这些难搞的小家伙，且这绝非是不可能完成的任务。

局部麻醉剂被推荐浸注在海绵体内，国外的教科书即高唱入云。相反，我们认为这是禁忌，不应把麻醉剂打到海绵体内，尤其在手术进行中，若病人同时有人工阴茎在海绵体中，更不宜穿刺白膜，否则有伤害人工阴茎之虞。而且麻醉剂打在海绵窦中，会被快速大量引流回到体循环，将有头晕、恶心、呕吐等并发症，必须特别留意。

人工阴茎植入术的做法

手术方式因选用不同种类的人工阴茎而不同，当然术者也有偏好，切口不外乎环包皮、耻骨下或阴茎、阴囊交界处。

表皮及血管妥善处理后，切记不伤害神经，以3-0丝线，在约3厘米切口的两端吊线，接着切开白膜，以便于植入人工阴茎，装好后用6-0尼龙线精细缝合白膜切口。必要时植入水球后，用5-0羊肠线层层缝合。

若为三件式人工阴茎的植入，则将调水瓣装置于阴囊中，储水囊则藏匿于耻骨后膀胱前的间隙中，人工阴茎柱体在海绵体内。三者依靠蜿蜒的管线连接，手术范围大，理所当然麻醉的范围也大，术者必须精准注射，才能将局部麻醉的剂量控制在安全范围内。

不论何种种类的人工阴茎，即使需较长的手术时间，我们认为也都不需要住院，迄今已完成约200个病例。

1992年我们采用截石位（Lithotomy Position）进行耻部神经麻醉，变换病人的姿势以后，再进行人工阴茎植入术，其后成功发展阴茎脚阻断术取代之。

人工阴茎植入后，阴茎海绵体能屈能伸的能力丧失，恰似“海绵体被废武功，命根子以物填充”，植入物被安置于阴茎海绵体内，即完全仰仗坚韧的白膜包围。术中海绵体扩张时必须顺应解剖方向，否则海绵体中隔及阴茎脚可能被伤害。

切记！阴茎海绵体与尿道海绵体紧邻的5～7点钟方位其白膜没有

外纵层，故薄弱而不堪撞击，术中扩张海绵体时，千万不可对本处施力，否则术后容易有人工阴茎凸出的灾害。

由于切开的伤口，必须方便装置储水囊于耻骨后、膀胱前的间隙，调水瓣装置于阴囊中，所以设计在耻部的切口，必须往肚脐方向延伸到下腹部，伤口部位将略长。局部麻醉门诊手术所需时间较长，费时3～4小时，手术完成后，以5-0羊肠线或6-0尼龙线缝合伤口。

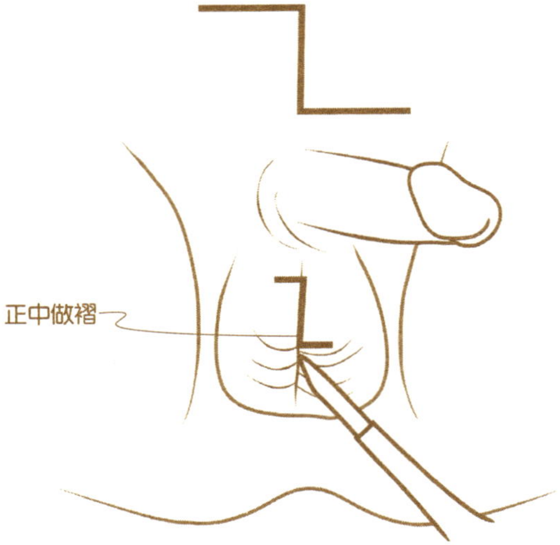

90°“Z”形皮瓣法设计图

完成第一个包皮环切伤口，并扩创到巴氏膜，所有冠状沟后静脉丛的小静脉被分离后，用6-0尼龙线牢固结扎。在阴茎干中段完成第2个包皮环切，沿腹侧正中线纵向切开后，即产生包皮瓣。由阴茎中间沿背侧往耻部切开距离阴茎耻骨皱褶头侧6～7厘米为止，切断悬韧带以利增长。接着把包皮瓣90°旋转，并缝到阴茎耻部皱褶头侧2～3厘米处。在耻部完成第1个90°“Z”形皮瓣法，用5-0羊肠线或6-0尼龙线缝合皮层。同法在阴茎阴囊交界处完成第2个90°“Z”形皮瓣法。本图标示的位置即90°“Z”形皮瓣法的切口。

阴茎延长加大术的做法

先施行第1个包皮环切并扩创到巴氏膜，全部用6-0尼龙线结扎冠状沟后静脉丛（最多可达29条）的小静脉，在阴茎干中部进行第2个环切，沿包皮腹侧正中线切开皮瓣，此时包皮瓣成型。在腹下10厘米，以纵向伤口往阴茎方向切开所有皮层，依需要将阴茎静脉截除，用6-0尼龙线结扎，将悬韧带切开并拉长，以6-0尼龙线，把阴茎耻骨皱褶头侧3厘米位置的皮层，与悬韧带的断端固定好，皮瓣层则用5-0羊肠线缝好。在阴茎耻部区处理好第1个90°“Z”形皮瓣法，以利于皮层的延长作用。同法在阴茎阴囊交界处做第2个90°“Z”形皮瓣法。

耻部附近组织含有丰富的弹性，组织松紧度的问题我们由90°“Z”形皮瓣法解决，至于缝线部分，也许有人主张应用拉力较强大的粗缝线，但我们坚持主张应用5-0羊肠线或6-0尼龙线缝皮层，6-0尼龙线结扎血管。

冠状沟后静脉丛多达29条小静脉，仔细分离出来并全部用6-0尼龙线结扎，其后龟头回血经由尿道海绵体，术后龟头渐渐增大，虽然本现象待进一步证实，但我们因受术者的反应，而认定此举将致使病人“日渐头大”。

由于包皮瓣增粗阴茎干，所以我们将包好的纱布沿龟头后方用4-0丝线缝纱布，松紧适当地包扎以防龟头内缩。缝线时只能细细缝，以免掐紧包皮导致缺血性坏死。术后1周内需全阴茎包扎，术后3

天请病人回诊换纱布，同时检查龟头是否内缩，如有此情况，必须将龟头复原，一旦粘连1周，则除非麻醉否则无法让变形的阴茎复原。

内精索静脉高位结扎术的做法

■手术对象

手术对象首推精索静脉曲张严重的病人。然而，精索静脉曲张被认为不利于睾丸造精，导致精子数目减少，活动力减弱及变形，这些现象许多人年轻时即有，据我们的临床观察，其实精索静脉曲张的影响不限于此，因此许多阳痿且精索静脉曲张的病人，也同时被推荐接受本手术。

本手术有时会发生特例，即因病人腹部肌肉及组织的肥厚而提高其困难度，虽然我们历经数百例没问题，却遇过一位外国超级胖哥，不但需腰椎麻醉，而且让我们费尽九牛二虎之力。经此教训，我们只敢欢迎标准身材或减肥成功的帅哥。

■施术重点

麻醉方面，惯例上我们会辅以运用5~6支针灸针，在数个穴位上留针，一旦病人术中痛楚，刺激穴位可迅速获得缓解，即使本操作并不能减少疼痛量表指数，但一度惯用的哌替啶（Pethidine，Demerol）注射，如今我们已经不再使用。

然后在下腹横纹与腹直肌外缘的交点做定位，此处对应腹中精索经过处。嘱咐病人收缩下腹肌肉，并用指尖仔细触摸，不难找出正确位置。以本点为中心，局部麻醉剂注射约5cm×1cm的矩形区域。确定麻醉药发挥作用后，横向切开约3.5厘米长的切口，一般外阴部静脉的环枝静脉会出现在伤口中，但未必要牺牲此静脉。

在更深层的组织以10毫升针筒注射麻醉剂以后，用钳子扩创到腹外斜肌的筋膜，识别出筋膜外观如羽毛状的位置。通常内外侧各有一个略显粉红的羽毛状筋膜，依其纤维走向剪开较外侧的部分，依需要在局部麻醉注射，用肌钩拉开以检视其红颜色的腹外斜肌，脚侧有白颜色的脂肪组织与肌肉组织泾渭分明，仔细局部麻醉完全后，用较大型钳子撑开约3厘米的肌肉层，此时务必小心，若用力太过，很可能会刺伤深部的血管。

此时可以看到不难辨识略呈黄白色的精索，连同输精管的精索一并用直角钳吊出，这当中若肌钩放置太深，可能把精索侧拉而找不到。若有此情形，下腹动静脉是最好的指标。精索就在下腹动静脉稍外侧、稍上方的位置，如果不能迅速找到精索，可用较长的直角钩从头侧把坠下的组织拨开，则能轻易找出精索。

因为在腹股沟的内环头侧，约0.5厘米的精索无组织与腹腔纠缠，所以可从本段吊出精索。虽然病人会稍感疼痛，但一般都能忍受。用曲形钳撑住精索，把3～4条内精索静脉仔细找出来，用挤牛奶的手法挤压精索蔓状丛，对于静脉的清晰呈现非常有帮助，即使细小的淋巴管也可被挤得像鳗鱼苗。理论上动脉会跳动，但是往往不明显，不可误伤。

术中挤压蔓状丛时，尽量减少病人的不适感，术中巧妙地对睪丸蔓状丛挤血，非常有益于静脉现形及排出积血。1995年，我们甚至在病人身上挤出一颗黄黄的石头，该病人术前的绞痛与一般精索静脉曲张的钝痛相当不吻合，此景将我们的内心疑虑澄清。

但在挤血操作中千万不要压睪丸，病人承受不起！

内精索静脉中我们挑选较大的静脉，进行强化悬吊手术，把该静脉远侧用3－0丝线绑住，剪掉2～3厘米长的静脉管，脚侧部分将积存的血液挤出，在其切断端的脚侧0.5厘米处结扎牢靠，再将其头侧端与先前更头侧的丝线绑在一起，如此可把因地心引力慢慢拉长的精索变短，又不使其悬吊力量减弱，也能防止静脉再度自行接通的顾虑。精索归位后，用3－0或4－0丝线松紧适中缝合肌肉层，处理所有出血

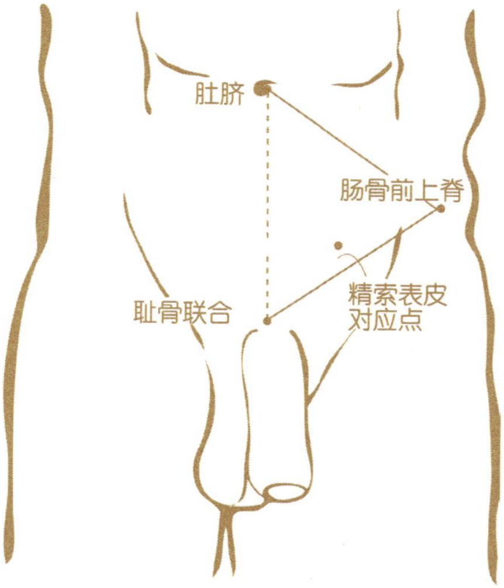

内精索静脉高位结扎术施术位置图

以指尖压下，找到下腹横纹与腹直肌外侧缘的交会处，此处是本区最低点。以本点为中心切开3.5厘米长的伤口，经此切口即可完成本手术。定位时若有困难，可嘱咐病人做出缩下腹、仰卧起坐的起始动作（但不可以真的仰卧起坐，否则手术区会受影响），以利术者探触。

点后，筋膜层、史卡帕层（Scarpa）与皮下层，依序用丝线缝合，最后用4-0或6-0尼龙线缝好皮层。

本手术必须处理下腹部三层肌肉，应尽量不伤及所支配的神经，缝合伤口时，修补肌肉层不要扎太紧，否则不但术后因缺血反应导致疼痛厉害，而且肌肉组织易演变成纤维组织。术中切勿伤到两条神经：髂腹下神经（Iliohypogastric Nerve）及髂腹股神经（Ilioinguinal Nerve），否则术后易致其腹股沟部麻木不仁。

后语：欢迎医界共襄盛举

如果您有兴趣于阳痿领域，我们热烈欢迎您来仔细检验，进而参与我们的手术。我们欢迎您“百闻不如一见”，更希望“百见不如一练”。

由于这种不遵循传统外科方法的手术，简直类似修复一只会出血的手表，必得精细技艺，唯有在小动物身上才能获取所需的技巧。用小动物练习时使用显微手术器械，实际进入病人的临床手术阶段时，还必须使用我们改良过的器械。有人误以为使用显微手术器械即可，事实上，这些显微手术器械相对于静脉组织过度锐利，很难直接应用到这个会血流滂沱的器官。

小动物的显微手术练习能让术者体验必要时如何自己帮自己，更能培养坚毅的耐力。如有意获得此技术，必须耐心以小老鼠进行显微手术训练，因为老鼠的命根子微细，常常需要放大25~40倍，因此在显微镜底下看起来比大象的命根子还要壮观，各种微细的组织一览无余。

如果能顺利进行各种接合手术，表示已具备基本技术。目前，我们备有全套小动物显微手术的训练所，由驾轻就熟的专家主持，盼望更多学界专家共襄盛举，加入造福男人命根子的行列。

1985年我达到可以为小老鼠自体睾丸移植的境界，接着手术的对象变为人类，立刻有海阔天空的感受，操作起来得心应手。如果我们以肉眼直接观察跳蚤恐怕难以区分其口部与眼睛，如果改放大25倍来观察全身，再改回5倍，甚至不放大，恐怕连跳蚤的脚毛都依稀可见。

这种挑战性如此高的手术，目前已经有谢政兴医师可以薪尽火传，希望不久的将来有更多人能成功，只有如此，才有机会让更多病人受益。以眼科白内障手术为例，20世纪80年代台湾能做好这类手术的眼科医师屈指可数，如今能者满街跑，应归功于显微镜的放大与手术器械的改良。

但与眼科不同的是，两眼固定在脑袋中，显微镜容易聚焦，可是我们施术的器官是阴茎，我还没碰过是“固定”的，所以施行此术就像是“打飞靶”而非“固定靶”，视力变成第一重要。

我们已出版英文的训练专书，训练的阶段由新鲜树叶、手术用手套的显微缝合（10-0 Ethicon）开始；接着进入小老鼠训练，其中以其睾丸自体移植最困难。老鼠睾丸体积甚小、解剖复杂，是练习显微手术技巧的好教材，更是磨炼外科医师耐心与功力的宝物。这些功夫是人体手术时只容许拨开血管周围组织，而不刺破静脉的先决能力。静脉手术时，术者最好使用肉眼施术，但要能想象到放大40倍的景象。

我再度强调：希望任何有兴趣、潜力、恒心掌握此类手术的年轻医师们，前来观察、参与。我们期待被检验，受术者最好是观察者的病人，唯有如此，才能共同见证令人振奋而与欧美大相径庭的手术效果，因为术后完全恢复勃起功能可能长达一年，我们期待“血管手术我执行，术后跟踪专家评”，绝不像文献所描述的血管功能重建术“短期效果好，两年内必倒”。

腓骨骨折的病人被手术接合后，能走路但不良于行，一年内即使有勇气参加赛跑也难以获得好成绩，这是医师与病人都能接受的共识，何以阴茎静脉截除术会有“小时了了，大未必佳”的论调？祈祷上帝的带领，让更多医者成功，才能让更多病人受惠！

■参考文献

[1] 许耕榕,等.治疗阳痿的阴茎静脉手术应被放弃吗？.台北市医师公会刊, 2003,47(1):52–58.

[2] 许耕榕,等.局部麻醉术在阴茎手术的应用.台北市医师公会刊, 2003,47(4):56–60.

[3] 许耕榕,等.人类阴茎构造的革新与外科学意义.台北市医师公会刊, 2004,48(3):40–44.

[4] 许耕榕,等. 阴茎解剖学的新见解及其临床应用价值.台北市医师公会刊, 2004,48(6)61–66.

[5] 许耕榕,等. 门诊人工阴茎植入术：应用创新的阴茎脚阻断法.台北市医师公会刊,2004,48(8):52–57.

[6] 许耕榕,等.阴茎静脉的演变：可以再生吗？.台北市医师公会刊, 2005,49(2): 51–55.

[7] 许耕榕,等.电烧对于阴茎海绵体的不良影响.台北市医师公会刊, 2005,49(2): 45–50.

[8] 许耕榕,等. 阴茎静脉扮演坚硬勃起的枢纽角色.台北市医师公会刊, 2005,49(5): 65–70.

[9] 许耕榕.许耕榕显微手术功能研究基金会简介.台北市医师公会刊, 2005,49(7): 50–52.

［10］许耕榕,等.阴茎静脉手术与口服万艾可的加成效果.台北市医师公会刊, 2006,50(3): 22-29.
［11］许耕榕,等. 阴茎远程韧带：比较解剖学的见解.台北市医师公会刊,2006,50(4): 40-45.
［12］许耕榕,等. 能治愈阳痿的阴茎静脉手术何处去？.台北市医师公会刊, 2006,50(9): 39-49.
［13］温柏桦,许耕榕.论文得奖人感言.台湾男性医学会会（季）讯,2007(5):9.
［14］玛莉·罗曲.一起搞吧!科学与性的奇异交配 (第六章).台北:时报出版公司，2009.
［15］许耕榕.阴茎静脉截除术：美国，2011/0271966A1.2010-5-10.
［16］许耕榕.阴茎发育矫正器：中华台北，新型第M317849号.2007-9.
［17］许耕榕.阴茎发育矫正器：美国，US7,896,799 B2.2011-3-1.
［18］许耕榕.一种阴茎发育矫正器：中国，200810001443.7.2008-6-25.
［19］Anonymous. FDA approves oral therapy for erectile dysfunction. Am J Health-System Phar,1998,55:981-984.
［20］BANYA Y, USHIKI T, TAKAGANE H, et al. Two circulatory routes within the human corpus cavernosum penis: a scanning electron microscopic study of corrosion casts. J Urol,1989,142:879-883.
［21］BERARDINUCCI D, MORALES A, HEATON J P, et al. Surgical

treatment of penile veno-occlusive dysfunction: is it justified? Urology,1996,47: 88-92.

[22] BOCHINSKI D J,DENG D Y,Lue T F. The treatment of priapism-when and how? Int J Impot Res,2003,15(Suppl 5), S86-90.

[23] BREZA J, ABOSEIF S R, ORVIS B R, et al.Detailed anatomy of penile neurovascular structures: surgical significance. J Urol,1989,141: 437-439.

[24] BROW S L, SEFTEL A D, STROHL K P, et al. Vasculogenic impotence and cavernosal oxygen tension. Int J Impot Res,2000,12:19-22.

[25] BROWN T C, WEIDNER N J, BOUWMEESTER J. Dorsal nerve of penis block-anatomical and radiological studies. Anaesthology Intensive care,1989,17: 34-38.

[26] BURNS R L, CARRUTHERS A, LANGTRY J A,et al. Electrosurgical skin resurfacing: a new bipolar instrument. Dermatol Surg ,1999,25:582-586.

[27] CAYAN S, KADIOGLU A, ORHAN I,et al.The effect of microsurgical varicocelectomy on serum follicle stimulating hormone, testosterone and free testosterone levels in infertile men with varicocele. BJU Int,1999,84:1046-1049.

[28] CHEN K K, CHEN M T, LO K Y, et al. Dynamic infusion cavernosometry and cavernosography in the evaluation of vasculogenic impotence. Chinese Med J,1996,57:266–273.

[29] CHEN S C, HSIEH C H, HSU G L, et al. The progression of the penile vein: could it be recurrent? J Androl,2005,26:56–63.

[30] COOLSAET B L. The varicocele syndrome: venography determining the optimal level for surgical management. J Urol,1980,124:833–839.

[31] DA ROS C T, TELOKEN C, ANTONINI C C, et al. Long-term results of penile vein ligation for erectile dysfunction due to cavernovenous disease. Tech Urol,2000, 6:172–174.

[32] DEWIRE D, LEPOR H. Anatomic considerations of the penis and its lymphatic drainage. Urol Clin North Am,1992, 9:211–219.

[33] DOS REIS J M, GLINA S, DA SILVA M F, et al.Penile prosthesis surgery with the patient under local regional anesthesia. J Urol,1993,150:1179–1181.

[34] DUNCAN G H, BUSHNELL M C, LAVIGNE G J. Comparison of verbal and visual analogue scales for measuring the intensity and unpleasantness of experimental pain. Pain,1989, 37:295–303.

[35] EARDLEY I, SETHIA K.Anatomy and physiology of erection. In Erectile Dysfunction, Current Investigation and Management.

Mosby, 2003: 7−23.

[36] ELHANBLY S, ABDEL−GABER S, FATHY H, et al. Erectile dysfunction in smoker: A penile dynamic and vascular study. J Androl,2004, 25:991−995.

[37] FOERSTER D W.Penile enhancement: another wrong way to go. Plast Reconst Surg,1998, 101:244−245.

[38] FREEDMAN A L, COSTA NETO F, MEHRINGER C M,et al. Long−term results of penile vein ligation for impotence from venous leakage. J Urol,1993, 149: 1301−1303.

[39] FUCHS A M, MEHRINGER C M,RAJFER J. Anatomy of penile venous drainage in potent and impotent men during cavernosography. J Urol,1989, 141: 1353−1356.

[40] GHANEM H, FOUAD G. Penile prosthesis surgery under local penile block anesthesia via the infrapubic space. Int J androl,2000, 23:357−359.

[41] GOLDSTEIN A M, PADMA−NATHAN H.The microarchitecture of the intracavernosal smooth muscle and the cavernosal fibrous skeleton. J Urol,1990,144: 1144−1146.

[42] GRAY H. Myology Fascia and muscles of the trunk. In: Williams PL, Dyson M, Warwick R, eds. Gray's Anatomy. London: Churchill

Livingstone, 1989:587–608.

[43] GREEN K F, TURNER T T, HOWARDS S S. Varicocele: reversal of the testicular blood flow and temperature effects by varicocele repair. J Urol,1984, 131:1208–1211.

[44] HALLIDAY D.Pascal' s principle, fluids. In: Halliday D, Resnick R, Walker J, eds. Fundamentals of Physics. New York: J Wiley,1997: 355–356.

[45] HAURI D. Penile revascularization surgery in erectile dysfunction. Andrologia, 1999, 31(Suppl 1):65–76.

[46] HINMAN F. Microphallus: characteristics and choice of treatment from a study of 20 cases. J Urol,1972, 107: 499–505.

[47] HSIEH C H, WANG C J, HSU G L, et al. Penile veins play a pivotal role in erection: the hemodynamic evidence. Int J Androl,2005, 28: 88–92.

[48] HSIEH C H, CHEN H S, LEE W Y, et al. Salvage Penile tunical surgery. J Androl,2010,31: 450–456.

[49] HSU G L, BROCK G B, MARTINEZ–PINEIRO L, et al. The three–dimensional structure of the tunica albuginea: anatomical and ultrastructural levels. Int J Impot Res,1992, 4:117–129.

[50] HSU G L, BROCK G, MARTINEZ–PINEIRO L, et al.Anatomy

and strength of the tunica albuginea: its relevance to penile prosthesis extrusion. J Urol,1994, 151:1205–1208.

[51] HSU G L, BROCK G, VON HEYDEN B,et al. The distribution of elastic fibrous elements within the human penis. Br J Urol,1994, 73:566–571.

[52] HSU G L, CHEN S H, WENG S S. Outpatient surgery for the correction of penile curvature. Br J Urol,1997, 79: 36–39.

[53] HSU G L. Pudendal nerve blocktechnique in Peyronie' s disease. In: Kim YC, Tan HM, eds. APSIR BOOK on erectile Dysfunction. Kuala Lampur, Malaysia: Pacific Cosmos Sdn Bhd,1999 :210.

[54] HSU G L, WEN H S, HSIEH C H, et al.Traumatic glans deformity: reconstruction of distal ligamentous structure. J Urol,2001,166:1390.

[55] HSU G L, WEN H S, HSIEH C H, et al.Distribution of erection-related veins in the human penis. N Taipei J Med,2001, 3: 245–252.

[56] HSU G L, HSIEH C H, WEN H S. Curvature correction in patients with tunical rupture: a necessary adjunct to repair. J Urol,2002, 167:1381–1383.

[57] HSU GL. Outpatient surgery for male potency. Taiwan Book Store, 2002.

[58] HSU G L, HSIEH C H, WEN H S,et al. Penile venous anatomy:

applications for erectile disturbance. Asian J Androl,2002, 4: 61–66.

[59] HSU G L, HSIEH C H, WEN H S, et al. Penile enhancement: an outpatient technique. EurJ Med Sexology,2002, 11: 6–10.

[60] HSU G L, HSIEH C H. A laboratory manual for potency microsurgery.Taipei: Microsurgery Potency Reconstruction Center, Taipei Medical University Hospital, 2003. (Available on the website: www.glhsu.org)

[61] HSU G L, HSIEH C H, WEN H S, et al. Outpatient surgery for penile venous patch with the patient under local anesthesia. J Androl,2003,24: 35–39.

[62] HSU G L, HSIEH C H, WEN Y C,et al. Penile venous anatomy: an additional description and its clinical implication. J Androl,2003, 24: 921–927.

[63] HSU G L. Revision der mikroskopischen Anatomie mit klinischen Bez ü gen. Andrologen info, 2004, Juni: 86–89. (An internet issue is also available in the website:www.andrologen.info)

[64] HSU G L, HSIEH C H, WEN H S, et al.Anatomy of the human penis: the relationship of the architecture between skeletal and smooth muscles. J Androl,2004, 25: 426–431.

[65] HSU G L, HSIEH C H, WEN H S, et al. The Effect of

Electrocoagulation on the Sinusoids in the Human Penis. J Androl,2004, 25: 954–959.

[66] HSU G L, HSIEH C H, WEN H S, et al. Outpatient penile implantation with the patient under a novel method of crural block. Int J Androl, 2004, 27:147–151.

[67] HSU G L, LIN C W, HSIEH C H, et al. Distal ligament in human glans: a comparative study of penile architecture. J Androl, 2005, 26:624–628.

[68] HSU G L, LING P Y, HSIEH C H, et al. Outpatient varicocelectomy performed under local anesthesia. Asian J Androl ,2005,7(4):439–444.

[69] HSU G L. The hypothesis of human penile anatomy, erection hemodynamic and their clinical applications. Asian J Androl,2006, 8:225–234.

[70] HSU G L, HSIEH C H, WEN H S, et al. Formulas for determining the dimensions of venous graft required for penile curvature correction. Int J Androl,2006, 29: 515–520.

[71] HSU G L, CHEN H S, HSIEH C H, et al. Insufficient response to venous surgery: Is penile vein recurrent or residual? J Androl, 2006, 27:700–706.

[72] HSU G L, HSIEH C H, WEN H S, et al. Formulas for determining

the dimensions of venous graft required for penile curvature correction. International Journal of Andrology, 2006, 29:515–520.

[73] HSU G L, CHEN H S, HSIEH C H, et al. Long-term result of an autologous venous grafting for penile morphological reconstruction. J Androl, 2007,28:186–193.

[74] HSU G L, HSIEH C H, CHEN H S, et al. The advancement of pure local anesthesia for penile surgeries: Can an outpatient basis be sustainable? J Androl, 2007,28:200–205.

[75] Hsu GL in Alvaro Paez, Juan Mejias, Jorge Vallejo, Ignacio Romero, Miguel De Castro, Fernando Gimeno, on behalf of Grupo Urologico del Suroeste Madrileno (GUSOM), Long-Term Patient Satisfaction after Surgical Correction of Penile Curvature via Tunical Plication Intercational Braz J Urol Vol. 33 (4): 502–509, July – August, 2007 (Editorial comment).

[76] HSU G L, CHEN H S, HSIEH C H, et al. Salvaging Penile Venous Stripping Surgery. J Androl,2010, 31:250–260.

[77] HSU G L, CHEN H S, HSIEH C H, et al. Clinical Experience of a Refined Penile Venous Surgery Procedure for Patients with Erectile Dysfunction: Is It a Viable Option? J Androl, 2010, 31: 271–280.

[78] HSU G L, HSIEH C H,HUANG Y P,et al.Penile veins are

theDetermining Contributor for Erection: The Hemodynamic Evidence from the Study in Defrosted Human Cadavers. 2010 3rd world congress on controversies in urology, Athens, Greece. (A17), P61. (Second prize winner sponsored byPfizer oncology).

[79] HSU G L. A Brief Overview of recent advances in Human anatomy and erection physiology. 2010, 35th annual meeting, American Society of Andrology, Houston, Texas, USA (#67), P64.

[80] HSU G L, HSIEH C H, HUANG Y P,et al.Experience of acupuncture–assisted local anesthesia for varied urological and penile surgeries on an ambulatory basis. 2010 10th Asian Congress of Urology of the urological Association of Asia, Taipei, Taiwan (MP28–36), A196.

[81] HSU G L, CHEN K L, CHANG C H,et al. A Physiological Approach to a Penile Venous Stripping Surgical Procedure for Patients with Erectile Dysfunction. 2010 10th Asian Congress of Urology of the urological Association of Asia, Taipei, Taiwan (Video16), A394.

[82] HSU G L, HSIEN C H, HUANG C H. A new insight into penile tunical, venous anatomy, erection physiology and their clinical implications. 2010 14th world meeting of the international society

for sexual medicine, Seoul, Korea. (212).

[83] HWANG T I,YANG C R. Penile vein ligation for venogenic impotence. Eur Urol,1994, 26: 46–51.

[84] IVANISSEVITCH O. Left varicocele due to reflux; experience with 4470 operative cases in 42 years. J Int Coll Surg, 1918,34:742.

[85] JEE S H, SULL J W, PARK J, et al. Body index and mortality in Korean men and women. N Engl J Med, 2006,355:779–787.

[86] JOHANNES C B, ARAUJO A B, FELDMAN H A, et al. Incidence of erectile dysfunction in men 40 to 69 years old: results from the Massachusetts Male Aging Study. J Urol, 2000,163:460–463.

[87] JOHNSTON J H. Lengthening of the congenital or acquired small penis. Br J Urol,1974,46:685–687.

[88] KAWANISHIY, KIMURA K,et al.Long–term results of venous surgery for cavernous erectile dysfunction. Nippon Hinyokika Gakkai Zasshi,1999, 90: 866–871.

[89] KELLEY J H, ERAKLIS A J. A procedure for lengthening the phallus in boys with extrophy of the bladder. J Pediatr Surg,1971,6:645–649.

[90] KERL J, STAUBESAND J. Vascular thermocoagulation–perivascular nerve lesions. An ultrastructural report on the choice

between monopolar and bipolar electrocoagulation. Acta Neurochir, 1988,92:123−131.

[91] KIM E D, LEIBMAN B B, GRINBLAT D M, et al. Varococele repair improves semen parameters in azospermic men with spermatogenic failure. J Urol,1999,162:737−740.

[92] KIM J J, KWAK T I, JEON B G, et al. Human glans penis augmentation using injectable hyaluronic acid gel. Inter J Impot Res,2003, 15:439−443.

[93] KNOLL L D, FURLOW W L, BENSON R C. Penile venous ligation surgery for the management of cavernosal venous leakage. Urol Int,1992,49:33−39.

[94] KRAMOLOWSKY E V, TUCKER R D. The urological application of electrosurgery. J Urol, 1991,146:669−674.

[95] LEACH G E. Local anesthesia for urologic procedures. Urology, 1996, 48:284−288.

[96] LEVINE P A, BALADY G J, LAZAR H L, et al. Electrocautery and pacemakers: management of the paced patient subject to electrocautery. Ann Thorac Surg, 1986,41:313−317.

[97] LEWIS R W. Venous surgery for impotence. Urol Clin North Am, 1988,15:115−121.

[98] LIBOON J, FUNKHOUSER W, TERRIS D J. A comparison of mucosal incisions made by scalpel, CO2 laser, electrocautery, and constant-voltage electrocautery. Otolaryngol Head Neck Surg, 1997,116:379-385.

[99] LUE T F. Erectile dysfunction. New Engl J Med,2000,342:1802-1813.

[100] LUE T F, HRICAK H, MARICH K W,et al. Vasculogenic impotence evaluated by high-resolution ultrasonography and pulsed Doppler spectrum analysis. Radiology,1985, 155:777-781.

[101] MELMAN A, GINGELL J C. The epidemiology and pathophysiology of erectile dysfunction. J Urol, 1999,161:5-11.

[102] MONTAGUE D K, BARADA J H, BELKER A M, et al. Clinical guidelines panel on erectile dysfunction: summary report on the treatment of organic erectile dysfunction. J Urol,1996,156:2007-2011.

[103] MONTORSI F, RIGATTI P, CARMIGNANI G, et al. AMS three-piece inflatable implants for erectile dysfunction:a long-term multi-institutional study in 200 consecutive patients. Eur Urol, 2000, 37:50-55.

[104] MONTORSI F, GUAZZONI G, BERGAMASCHI F, et al. Patient-partner satisfaction with semi-rigid penile prostheses

for Peyronie's disease: a 5-year followup study. J Urol, 1993,150:1819-1821.

[105] MORELAND R B. Is there a role of hypoxemia in penile fibrosis: a viewpoint presented to the Society for the Study of Impotence. Int J Impot Res, 1998,10:113-120.

[106] MORELAND R B. Pathophysiology of erectile dysfunction: the contributions of trabecular structure to function and the role of functional antagonism. Int J Impot Res, 2000,12(Suppl 4):S39-46.

[107] MORRISON H. Sildenafil (Viagra): cardiac risks. Can Med Asso J ,2000, 163: 86-91.

[108] MOSCOVICI J, GALINIER P, HAMMOUDI S, et al. Contribution to the study of the venous vasculature of the penis. Surgical & Radiologic Anatomy,1999, 21:193-199.

[109] MORELAND, R B. Is there a role of hypoxemia in penile fibrosis: a viewpoint presented to the society for the study of impotence. Int J Impot Res,1998, 10:113-116.

[110] NACHTSHEIM D.Sildenafil: a milestone in the treatment of impotence. Western J Med,1998,169: 112-115.

[111] NADELSON E J, COHEN M, WARNER R, et al. Update: varicocelectomy-a safe outpatient procedure. Urology, 1984,

24:259–261.

[112] NEHRA A, GOLDSTEIN I, PABBY A, et al. Mechanism of venous leakage: a prospective clinico–pathological correlation of corporeal function and structure. J Urol,1996, 156: 1320–1329.

[113] NEWMAN H F, NORTHRUP J D, DEVLIN J. Mechanisms of the human penile erection. Invese Urol,1964, 1:350–355.

[114] PAPANIKOLAOU F, CHOW V, JARVI K, et al. Effect of adult microsurgical varicocelectomy on testicular volume. Urology, 2000, 56:136–139.

[115] PARK J K, KIM W, KIM S W, et al. Gene–polymorphisms of angiotensin converting enzyme and endothelial nitric oxide synthase in patients with erectile dysfunction. Int J Impot Res. 1999,11:273–276.

[116] PIERIK F H, ABDESSELAM S A, VREEBURG J T, et al. Increased serum inhibin B levels after varicocele treatment. Clin Endocrinol, 2001, 54:775–780.

[117] POLK HC JR, CHEADLE W G, FRANKLIN G A. Principles of operative surgery. In: Townsend ED Jr CM, ed. Sabiston Textbook of Surgery. Philadelphia: WB Saunders, 2001:163–188.

[118] PORENA M, MEARINI L, MEARINI E, et al.Peyronie's

disease: corporoplasty using saphenous vein patch graft. Urol Int, 2002,68:91–94.

[119] PUECH–LEAO P, REIS J M, GLINA S, et al. Leakage through the crural edge of corpus cavernosum. Diagnosis and treatment. Eur Urol, 1987,13:163–165.

[120] PUTZ R, PABSTEDS R. Pelvic diaphragm [floor]: Male and female external genitalia. In: Putz R, Pabsteds R, eds. Sobotta Atlas of Human Anatomy. Philadelphia: Lippincott Williams & Wilkins, 2001:222–239.

[121] ROOS H, CONSTANTIVIDES C, LISSOOS I. Penis lengthening. Int J Impot Res,1995,7:33.

[122] SCOTT F B. Outpatient implantation of Penile Prostheses under local anesthesia. Urol Clin North Am,1987,14:177–185.

[123] SEROUR F, MANDELBERG A, MORI J. Slow injection of local anesthetic will decrease pain during dorsal penile block. Acta Anaesthesiol Scand,1998,42:926–928.

[124] SEBBEN J E. Monopolar and bipolar treatment. J Dermatol Surg Oncol, 1989,15:364–366.

[125] SEBBEN J E. Electrosurgery. In: Ratz JL, ed. Textbook of Dermatologic Surgery. Philadelphia: Lippincott–Raven,

1998,457−472.

[126] SOBALLE P W, NIMBKAR N V, HAYWARD I, et al. Electric cautery lowers the contamination threshold for infection of laparotomies. Am J Surg, 1998,175:263−266.

[127] SMYTH E F, BAKER R P, WILKEN B J, et al. Stapled versus excision haemorrhoidectomy: long−term follow up of a randomized controlled trial. Lancet, 2003,361:1437−1438.

[128] STUX G, POMERANZ B. Acupuncture: Textbook and Atlas. Berlin: Springer−Verlag, 1987:86−158.

[129] TONG Y,ROYLE J. Recurrent varicose veins after short saphenous vein surgery: a duplex ultrasound study. Cardiovascular Surgery, 1996, 4:364−367.

[130] TSAI T C, HSU G L, CHEN S C, et al. Analysis of the results of reconstructive surgery for vasculogenic impotence. J Formos Med Assoc, 1988,87:182−187.

[131] TSAI T C, HSU G L, CHEN S C, et al. Clinical significance of anatomy of penile deep dorsal vein. J Formos Med Assoc, 1988,87:1187−1190.

[132] VALE J A, FENELEY M R, LEES WR, et al. Venous leak surgery: long−term follow−up of patients undergoing excision and ligation

of the deep dorsal vein of the penis. Br J Urol, 1995,76:192−195.

[133] VAN DRIEL M F, SCHULTZ W C, VAN DE WIEL H B, et al.Surgical lengthening of the penis. Br J Urol, 1998, 82:81−85.

[134] WATSON A B, LOUGHMAN J. The surgical diathermy: principles of operation and safe use. Anaesth Intensive Care, 1978,6:310−321.

[135] WEN H S, HSIEH CH, HSU G L, et al. The synergism of penile venous surgery and oral sildenafil in treating patients with erectile dysfunction. Int J Androl,2005, 28:297−303.

[136] WESPES E, NOGUEIRA M C, HERBAUT A G, et al. Role of the bulbocavernosus muscles on the mechanism of human erection. Eur Urol,1990,18:45−48.

[137] WESPES E, SCHULMAN C C. Venous leakage: surgical treatment of a curable cause of impotence. J Urol,1985, 133:796−798.

[138] WESPES E, RAVIV G, VANEGAS J P, et al. Corporeal veno−occlusive dysfunction: a distal arterial pathology? J Urol,1998,160: 2054−2057.

[139] WESPES E. Smooth muscle pathology and erectile dysfunction. Int J Impot Res, 2002, 14(Suppl 1):S17−21.

[140] WESSELLS H, LUE T F, MCANINCH J W. Penile length in

the flaccid and erect states:guidelines for penile augmentation. J Urol ,1996,156:995–997.

[141] WESSELLS H, LUE T F, MCANINCH J W. Complications of penile lengthening and augmentation seen at one referral center. J Urol, 1996,156:1617–1620.

[142] WOOTEN J S. Ligation of the dorsal vein of the penis as a cure for atonic impotence. Texas Med J,1902,18:325–328.

[143] YAMAN O, OZDILER E, ANAFARTA K,et al. Effect of microsurgical subinguinal varicocele ligation to treat pain. Urology, 2000, 55:107–108.

[144] YOUNES A K. Low plasma testosterone in varicocele patients with impotence and male infertility. Arch Androl, 2000, 45:187–195.

[145] HSIEH C H, LIU S P, HSU G L, et al. Advances in our understanding of mammalian penile evolution, human penile anatomy and human erection physiology: Clinical implications for physicians and surgeons. Medical Science Monitor, 2012(Correspondent).

[146] HSU G L, Hung Y P, TSAI M H, et al. Penile Veins are the Principal Component in Erectile Rigidity: A Study of Penile Venous Stripping on Defrosted Human Cadavers. Journal of

Andrology, 2012.

[147] Hsu GL. Physiological Approach to Penile Venous Stripping Surgical Procedure for Patients with Erectile Dysfunction :US, 2011/0271966 A1.2012-8-14.

[148] Hsu GL, Hung YP, Tsai MH,et al. Penile veins are the principal component in erectile rigidity: a study of penile venous stripping on defrosted human cadavers, J Androl， 2012,33:1176-1185.